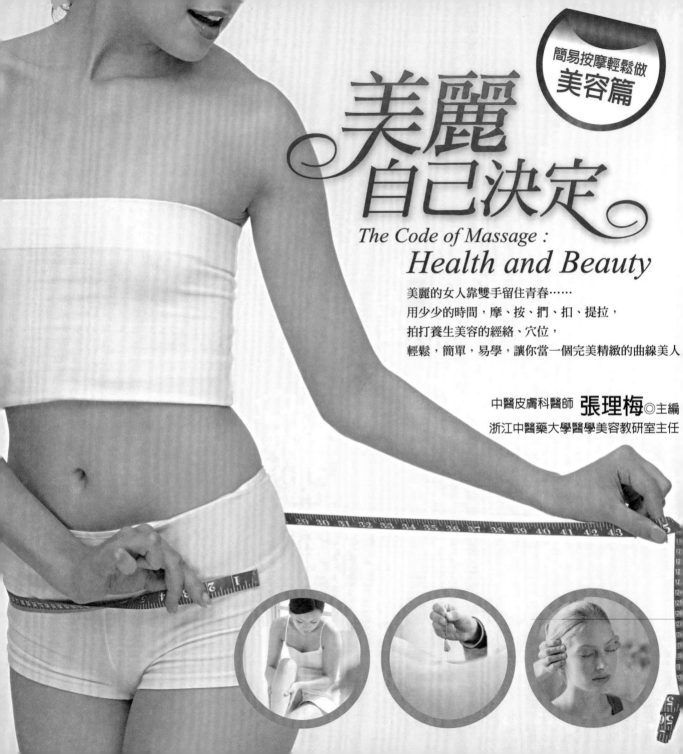

簡易按摩輕鬆做
美容篇

美麗
自己決定

The Code of Massage :
Health and Beauty

美麗的女人靠雙手留住青春……
用少少的時間，摩、按、捫、扣、提拉，
拍打養生美容的經絡、穴位，
輕鬆，簡單，易學，讓你當一個完美精緻的曲線美人

中醫皮膚科醫師 **張理梅**◎主編
浙江中醫藥大學醫學美容教研室主任

由內而外，健康美麗——美容按摩

1970年代，我在浙江省富陽縣的一個小村子裡當農民教師，經常看到村民去隔壁八十多歲的一位老太太那裡治病。出於好奇，我常常在旁觀看。有人太疲勞，口腔內的小舌頭（懸雍垂，Uvula）腫脹疼痛，她會用筷子蘸上一點細鹽點按於小舌頭上，幾天後就會好轉；小孩吃多了不消化，她就會在小孩的上腹部和背部施予按壓幫助消化；夏天有人中暑了，她會在其背部放血、刮痧，每次都是立竿見影。如此簡單易行的方法就能治好或緩解疾病，使我對中醫及民間療法產生了濃厚的興趣，也使我走上了中醫事業這條道路。

目前，我從事中醫美容工作已三十年，接診了無數個「損美性疾病」患者及求美者。曾遇到一個腹部肥胖又控制不住食欲的人，我替他做了穴位埋線，其中一針埋在中脘穴，兩週後他來複診時很驚訝地對我說，埋線後第二天他就不太想吃飯了，體重減了4公斤！這就是穴位產生的神奇效果！

中醫認為，我們的身體是一個有機的整體，臉部五官、皮膚毛髮都是整個身體的一個部分，所以說體形、容貌的健康美麗均與人體內部的五臟六腑、氣血經絡密切相關。就像是一棵大樹，只有營養充足、輸送通暢，才能樹葉茂盛、生長興旺。

現在，社會壓力越來越大，生活節奏日益增快，損美性疾病經常出現在許多人的身上，比如面容憔悴、色斑、肥胖等等。我的許多同學、朋友常常來諮詢改變這些情況的辦法，他們害怕就醫的煩瑣和吃西藥的不良反應。所以在長期的美容醫療工作中，我就嘗試探索穴位按摩這一簡便易行，並能自己完成的美容保健方法，讓人們不跑醫院也能享受中醫帶來的美麗與健康。

透過有針對性的按摩，不僅能使臉部皮膚紅潤白嫩，減少和消除皺紋，還能夠提高人體的免疫能力，使機體強健、青春常駐。這種美容方法有一穴多能的效果，比如按壓曲池穴，既能通便清熱，又能美白臉部皮膚；按摩足三里穴，既能夠安神、開胃，又能夠幫助強身健體。這種整體觀念的調節比注重局部美化的其他美容方法要好很多，效果也更爲穩定持久。

作爲一名工作了三十年的中醫美容醫生，令我最開心的事情莫過於看到我的病人在經過治療後，皮膚變白、毛孔變細膩、色素變淡或消失、臉部彈性增強了，變得更漂亮了！多年的臨床實驗讓我體會到，許多損美性疾病的發生與人們生活不規律，不懂得呵護、保養自己的身體有著密切的關係。因此，我一直覺得有責任和義務引導愛美人士運用中醫的按摩方法進行美容與保健。只要持之以恆，就會出現意想不到的效果。這是一種由內而外的健康而持久的美。

希望愛美女士們動起來，伸出你的雙手，按住美的密碼！

張理梅

2010年10月25日

浙江中醫藥大學醫學美容教研室主任

Content 目錄

由內而外，健康美麗—— 美容按摩　

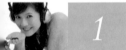

1 沒有醜女人，只有懶女人

哪個女人不愛美？哪個女人不夢想青春永駐？俗話說：「沒有醜女人，只有懶女人。」
如果我們懂得一點按摩保養的常識，就可以有效延緩衰老，讓青春更長久一些……

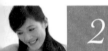

2 烏髮美髮不是夢

一頭烏黑濃密的頭髮是美女的標誌，但現實總是差強人意。難道這一切就無法改變？來
吧！動動你的手指，持之以恆，你會有驚喜的發現！

3 做個完美精緻的小臉美人

每個女人都嚮往一張完美精緻的臉龐，臉部的問題永遠是最大的問題。行動起來吧，為
我們的臉做個小小的Massage！

4 眼耳口鼻動起來

要美麗，眼耳口鼻都不能放過，美麗不允許任何一個細節的懈怠。不要因為自己的疏忽讓它們出賣了你的年齡。魚尾紋再少一點，嘴巴再性感一點，要美麗就不能妥協。

5 不容忽視的頸部和手臂

不要小覷頸部和手臂，它們可以為你的美麗加分很多。一張完美無瑕的臉配上布滿皺紋的頸部和鬆軟的手臂，美麗照樣會大打折扣。聰明的女人不放過任何一個讓自己更加完美的機會！

6 全身動員，美麗爆發

不要厚厚的虎背，不要討厭的水腫，不要扁平的胸部，不要鬆鬆垮垮的水桶腰，我的美麗自己說了算。甩掉贅肉，改善曲線，讓我們的身體變得更輕鬆、美麗！

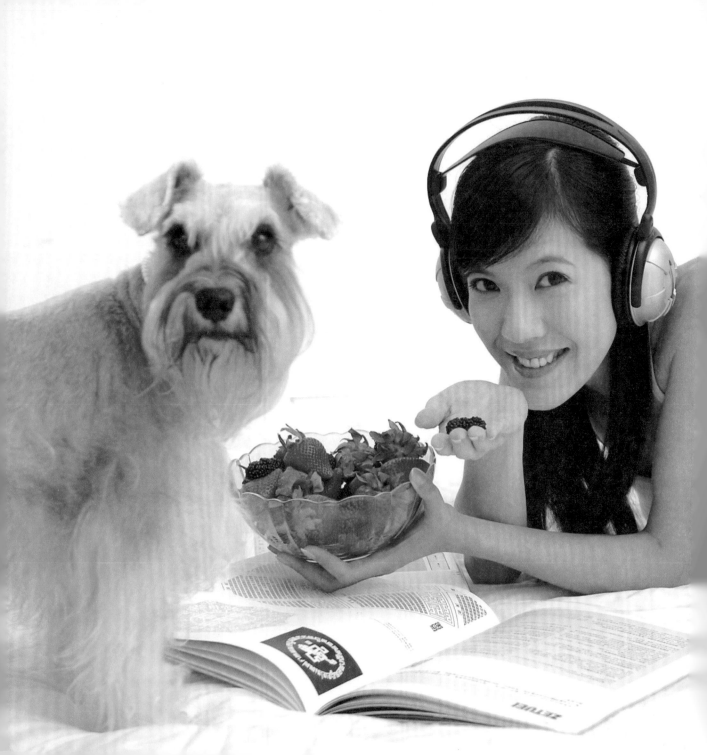

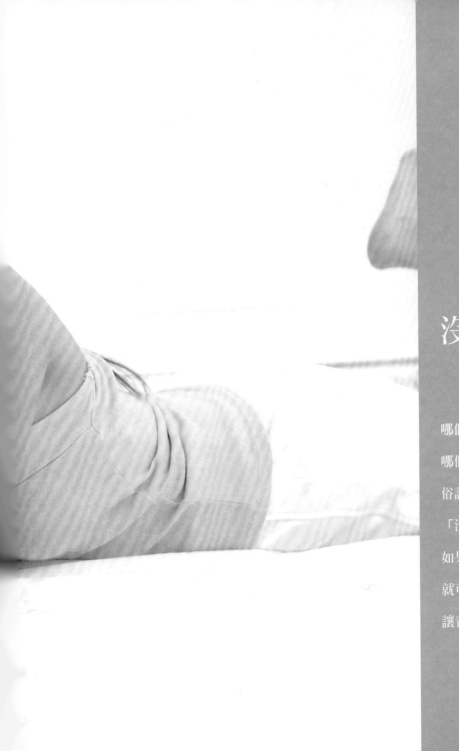

1

沒有醜女人，
只有懶女人

哪個女人不愛美？

哪個女人不夢想青春永駐？

俗話說：

「沒有醜女人，只有懶女人。」

如果我們懂得一點按摩保養的常識，

就可以有效延緩衰老，

讓青春更長久一些……

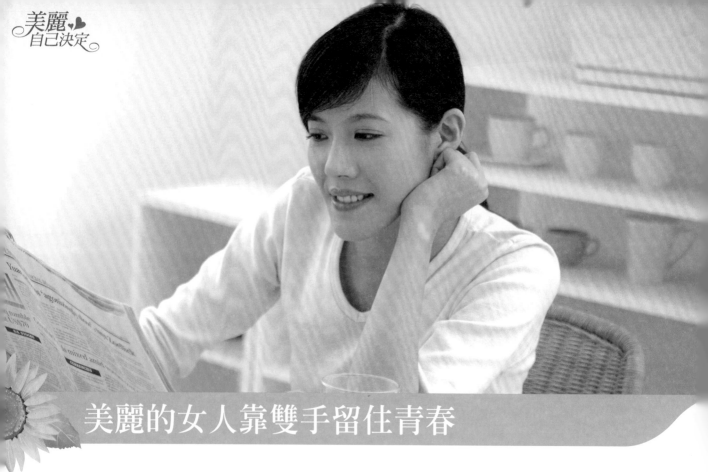

美麗的女人靠雙手留住青春

　　2009年的中秋節，我去一位朋友家吃飯。飯畢，我們大家外出欣賞中秋的月亮。走到附近的花園，我看到一棵樹的樹幹非常光滑，感到很奇怪。朋友家80歲的老太太很興奮地說，她每天早晨都會來到這棵樹旁，用自己的脊背輕敲樹幹幾十下，已經堅持了多年，原來的腰背痠痛在不知不覺中早已消失。80歲的老太太面清目秀，思維敏捷，生活均能自理，下象棋時還經常贏別人呢！

　　雖然每個女人出生後的面貌和體形是父母給的，但後天的保養和呵護非常重要。做女人一定要做一個勤奮的女人，這樣不但能夠做好自己的事業、照顧好自己的家庭，還能夠在歲月的每一個階段裡保持住自己的美麗。

　　如果每天花很少的時間有針對性地按摩一些養生美容的經絡及穴位，持之以恆，一定會出現你意想不到的效果。

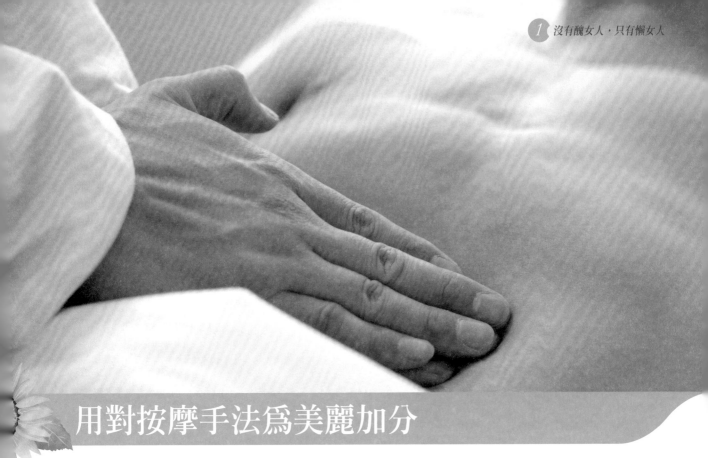

用對按摩手法為美麗加分

　　找點時間放鬆心情，按摩一下，不僅能使自己健康美麗，還能讓身心都會很愉快。

　　按摩美容所需的場地、用具均很簡單，自己在家裡都能進行，只要掌握了正確的穴位定位與按摩手法，操作起來並不難。下面就運用你靈活的雙手，按照圖示，學幾招常用的按摩手法吧！這些手法在為你帶來美麗與健康的同時，也可以替你的親人朋友帶來溫馨。

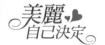

🌻 摩法

　　用四個手指的指腹或掌部輕按一定的部位，做圓環形的、有節律的按摩。用摩法的時候手要緊貼皮膚，頻率是每分鐘六十次左右。腕關節要有節律且柔和地運動。

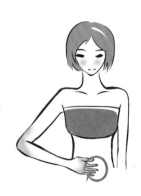

🌻 指按法

　　用拇指或食指按壓穴位，並逐漸加重，輕柔迴旋。指按法按壓時力度要輕重適合，局部若出現酸、脹、麻的感覺就說明剛好到位。

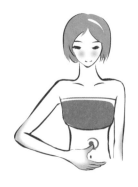

🌻 捫法

　　這個手法常用於臉部。先搓熱兩手掌，將溫熱的手掌放在一定的部位，使熱氣透入皮膚之下。

　　雙手手掌要互相搓揉到發紅、發熱才行。

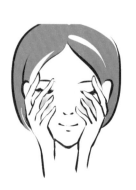

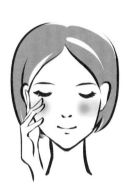

拍打法

掌指關節自然屈曲，以食指、中指、無名指此起彼伏、有節律地輕拍皮膚，用力要柔和。拍打法常用於臉部。

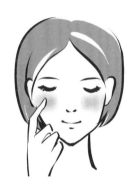

指叩法

用手指指端有節律地叩擊局部皮膚。指叩法也多用於頭臉部。指叩法的最大特點是手指自然屈曲、手腕放鬆、動作輕快、富有彈性。

提法

將拇指與其餘四指相對，提捏皮下組織及肌肉，然後放下。連續數次，動作要迅速。提法一般也用於臉部。

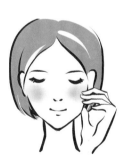

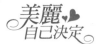

注意事項

◎ 按摩時手部要用虛勁、柔和、有力、靈活。

◎ 在不同部位的按摩力度不同，比如四肢、背部的穴位可重些，額部可稍重，眼周要稍輕些。

◎ 按摩的方向：臉部按摩與肌肉走向一致，即與皺紋方向垂直；四肢、背部按摩與經絡走向一致。

◎ 按摩節律平緩，穴位處要「按而留之」。

◎ 若局部有過敏、感染、毛細血管擴張、外傷等，就不能進行局部的按摩。

◎ 自我按摩最好是在睡覺前進行，可以使疲勞的肌膚得到充分的休息。

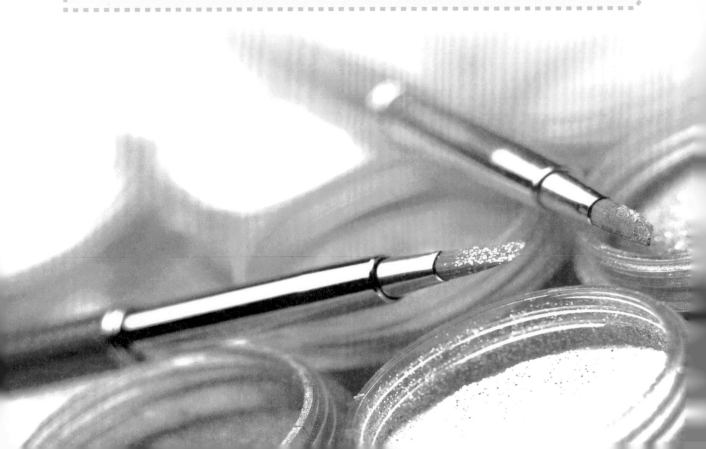

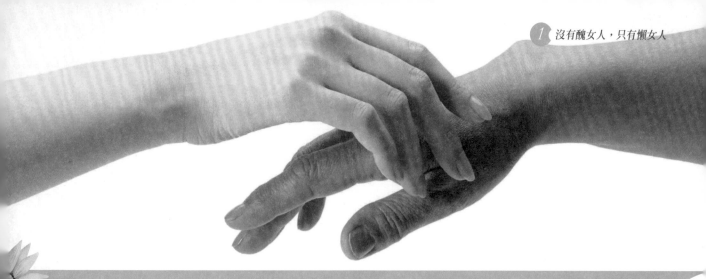

掌握方法找準穴位不再難

　　說到穴位的定位就不能不談取穴。我們的先人早就發現了一些簡單的取穴方法。這些方法對胖瘦高矮不同的人都適合，關鍵是你要跟著我動手試一試。

　　先伸出自己的手，充分展平，將食指、中指、無名指和小指四指併攏，以中指中節為橫線，四指的寬度就是我們身上的3寸，而我們自己的拇指伸直，背面的關節橫紋寬度就是1寸。

　　當然，這裡的「寸」與我們平時生活中的「寸」是不同的，可以理解為等分，比如胸骨下的胃脘部到肚臍是8寸，所以這個「寸」又叫同身寸。

　　判斷自己有沒有找對穴位還有一個簡單的方法就是：一般穴位按壓下去都會微微凹陷，並且自己會有酸脹麻木的感覺。

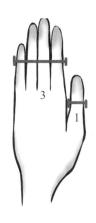

 貼心小叮嚀

　　如果穴位按壓得不夠到位，也不要太在意，有道是「離經不離穴」、「離穴不離經」，只要在穴位附近，都是有效果的；當然，找準的話，效果會更好！

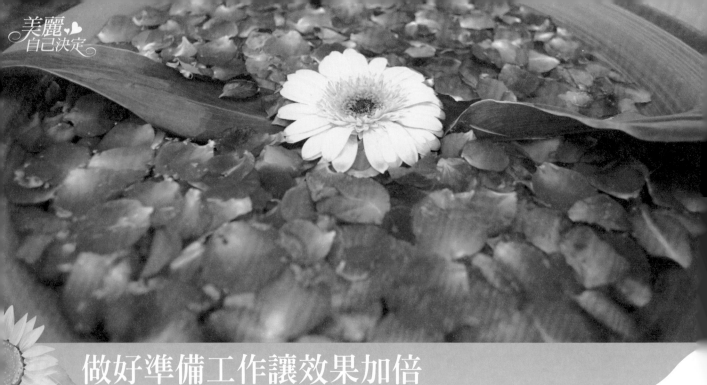

做好準備工作讓效果加倍

　　按摩可以是幾分鐘，比如工作、學習的空隙時間；也可以是十幾分鐘，比如睡覺前或起床後；還可以是某個休息日抽出一定的時間來做。那麼，要做哪些準備工作呢？

　　首先，當然是心情的放鬆，急急忙忙的時候是不可能有心情按摩的。一般來說，不同的按摩部位，準備工作會有所不同，但只要有以下這幾項準備，基本上就能讓你的按摩進行得比較順利：

1. 清潔雙手、剪除指甲，手上的戒指最好也拿掉，否則容易刮傷、擦傷皮膚。

2. 用熱毛巾（40℃左右）敷按摩處5至6分鐘，這樣可以促進血液循環，使按摩效果更好。

3. 若是乾性皮膚的人或是在秋冬季節，最好準備一些潤膚油，如橄欖油、荷荷巴油，也可以使用按摩乳液等，一方面可以保護皮膚、防止損傷，另一方面可以增加按摩時的潤滑度，使按摩效果加倍。

4. 冬季按摩要注意保暖，可以先把手搓熱以後再按摩。身上有些穴位需要裸露時更要注意保暖，小心受涼感冒。

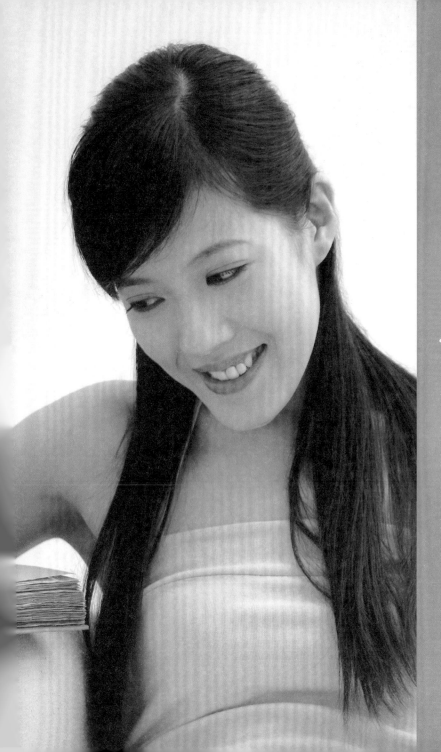

2

烏髮美髮不是夢

一頭烏黑濃密的頭髮是美女的標誌，

但現實總差強人意。

難道這一切就無法改變嗎？不是的，

來吧！

動動你的手指，持之以恆，

你會有驚喜的發現！

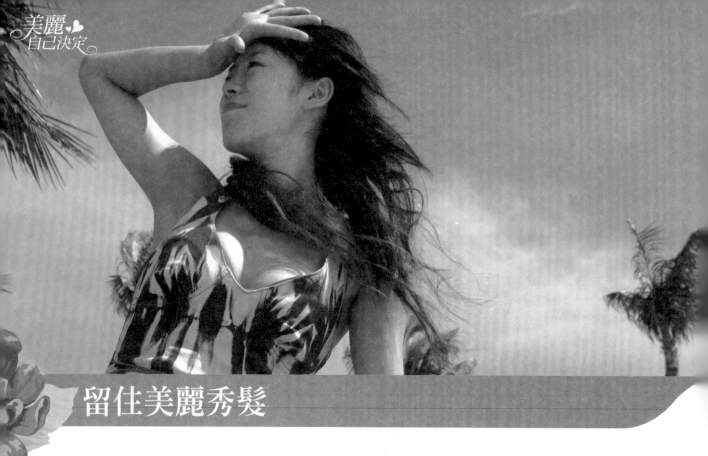

留住美麗秀髮

　　美麗從「頭」開始，古往今來，尤其是女性，都十分注意頭髮的保養。中國古代的女性講究「髮黑如漆，其光可鑒」，一頭烏黑靚麗的頭髮會吸引眾多羨慕的眼光。

　　可是現代社會中有掉髮、脫髮煩惱的女性卻越來越多。在臨床工作中，經常有人會問：「醫生，我的頭髮越來越容易掉了，每次洗頭、梳頭都會大把大把地掉，我都不敢碰自己的頭髮了，怎麼辦呀？」還有人問：「醫生，我的頭髮越來越乾，一點光澤都沒，還分叉，害得我都不敢留長髮，有什麼好辦法嗎？」這些情況有些是因為生活、學習、工作壓力的增大造成的，也有的是因為染髮、燙髮太過頻繁引起的。如果想用一些化學物品來生髮、護髮，只會雪上加霜。

　　每天抽出一點時間來按摩一下自己的頭皮，並且著重按摩頭皮上的穴位，不僅可以生髮防脫，而且還能烏髮潤髮。更重要的是，按摩不僅簡單方便，而且環保安全。

　　下面就讓我們一起透過按摩來打造一頭專屬於我們自己的潤澤秀髮。

五指輕梳頭皮

　　女性脫髮和男性不同，男性脫髮大多是油脂過多引起的脂溢性脫髮，而女性脫髮大多是因為血虛，頭皮血液循環不好引起的。

　　按摩前用五指指腹輕梳頭髮，由前往後按壓整個頭皮，直到頭皮微微發熱。這個過程可以促進頭皮的血液循環。

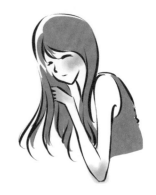

按揉百會穴提升陽氣

◎ **取穴**：百會穴在兩耳尖的連線與頭部正中線的交點，頭頂中間凹陷處。

◎ **手法**：該穴在頭頂正中處，是人體的最高點，按壓的力道要大一點。用食指或中指指腹由輕漸重，連續按揉30至40次，直至頭頂微微發脹。

◎ **中醫點評**：按揉百會穴可以促進頭皮部位的血液循環，提升我們身體的陽氣，幫助氣血上行，滋養我們的頭髮，防止頭髮乾枯、脫落和分叉。

百會穴

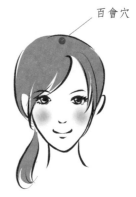

刺激四神聰穴增效

◎ **取穴**：在頭頂部，百會穴的前、後、左、右各一橫指處，共有四個穴位，統稱為四神聰穴。

◎ **手法**：和百會穴一樣，按壓四神聰穴時力度要大一些。用雙手食指和中指指腹同時按揉四個穴位約2分鐘，以頭頂有酸脹感為佳。

◎ **中醫點評**：經常按摩我們的四神聰穴不僅可以促進頭皮血液循環，改善頭皮營養，而且還可以提高記憶力，讓我們在變美麗的同時也越來越聰明哦！

四神聰穴

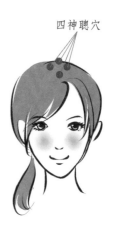

四神聰穴的故事

話說唐朝名醫孫思邈，在一次出門應診途中，遇見一個3歲了還不會說話的孩童，於是他就從隨身攜帶的針具中取出4枚銀針，分別刺入該孩童的四神聰穴，不久這名孩童就能開口叫媽媽了。

🌸 點按美髮特效穴 —— 血海穴

◎ **取穴**：前面兩個穴位都在頭皮上，而血海穴在大腿上。坐位，膝蓋彎曲，雙手五指撐開，自然包住膝蓋，在膝蓋內側，拇指指尖下便是「血海穴」。

◎ **手法**：用拇指指腹按揉三十至五十下，由輕漸重，直至膝蓋出現痠脹感。

◎ **中醫點評**：血海穴，顧名思義就是指血的海洋，可見這個穴位和人體的血液有關。中醫認為「髮為血之餘」，我們也可以理解為頭髮光澤與否是一個人氣血是否充足的外在表現，所以經常按揉血海穴可以活血養血，促進血液循環，使我們的頭髮得到更好的滋養，從而變得烏黑潤澤。

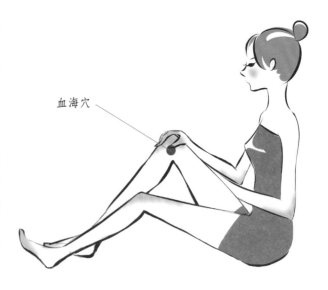

血海穴

🌸 輕輕叩打整個頭皮

　　按摩結束後，可以用五指的指腹自前向後輕輕叩打整個頭皮1至2分鐘。這個步驟很重要哦！一方面可以放鬆頭皮，另一方面可以更好地促進頭皮的血液循環。

🌼 美麗小秘方

養身靚髮粥

　　想擁有烏黑靚麗秀髮的愛美女性，除了按摩外，還可以利用身邊一些養血補血的食物幫助頭髮變得烏黑而濃密。如：

◎ 百合紅棗粥：將粳米洗淨後，放入百合和紅棗，再加適量的水一起熬成粥後食用。
　百合紅棗粥不僅可以滋潤我們的頭髮，還可以滋潤全身的肌膚，特別適合女性長期
　食用。

◎ 首烏芝麻糊：將首烏（一般藥店都有在賣）和黑芝麻各半磨成粉，放入密封罐內，
　每天早晨取兩大勺，用開水攪成糊狀。如果想口感更好的話，可以加入適量白糖。
　首烏芝麻糊可以幫助我們的頭髮變得烏黑而濃密，並且可以很有效
　地改善脫髮。

💗 貼心小叮嚀

◎ 多吃一些富含鈣、鐵、鋅和維生素的食物，少吃一些油膩、辛辣的食物。
◎ 每次洗髮時都使用護髮產品，以補充頭髮的水分。
◎ 儘量少去燙染頭髮。
◎ 放鬆心情，消除緊張感和焦慮感。

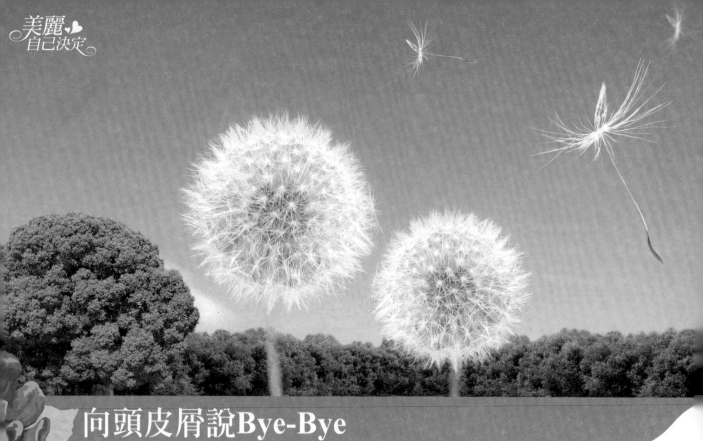

向頭皮屑說Bye-Bye

　　冬日飄雪,是一道美麗的風景。可是如果我們的頭皮屑猶如冬日飄雪,那可是大煞風景的一件事。頭皮屑是愛美女性的一個死穴,因為它,你不敢和人靠得太近,不敢把頭髮留得太長,甚至不敢穿顏色深一點的衣服。

　　我的一位同學就有這樣的煩惱,為了避免頭皮屑的尷尬,她一年四季總要戴一頂帽子。她也嘗試過各種各樣的洗髮精,但效果都不明顯。我就推薦她試試按摩頭部的穴位。她試了一段時間,不久之後,她很開心地對我說這個方法真的很有效,自從她堅持按摩頭皮後,頭髮明顯不油了,頭皮屑也開始減少。

　　現在還在為頭皮屑煩惱的姐妹們,快點跟我一起動手和討厭的頭皮屑說Bye-Bye吧!

🌸 用溫水將頭髮洗淨

用溫水將頭髮洗淨後，再用乾毛巾將濕髮擦至九成乾（最好不要用吹風機，因為這樣會損傷髮質）。

這個過程一是為了清潔頭髮，二是為了便於後面的按摩，因為我們要按摩的幾個穴位都在頭皮上。

🌸 按壓上星穴滋養頭皮

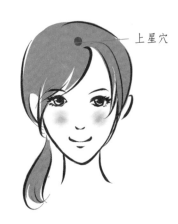

上星穴

◎ **取穴**：上星穴在頭部正中線上，前額髮際線正中直上約一橫指寬處。

◎ **手法**：用食指或者中指指腹按壓上星穴2分鐘。因為是頭皮上的穴位，所以力道要大些，但不要用力摳，別把頭皮弄破了。這時候你會感覺局部有酸脹感，並向前方擴散。

◎ **中醫點評**：按揉上星穴可以促進頭皮血液循環，滋養頭皮，從而減少頭皮屑的生成。

❤ 貼心小叮嚀

上星穴還是一個解除大腦疲勞、緩解頭痛的穴位。我們在學習和工作中，常常因為用腦過度而覺得很疲勞，甚至會有頭痛的感覺。這時你不妨按揉一下上星穴，症狀可以得到很好的緩解。

🌸 按揉率谷穴加速新陳代謝

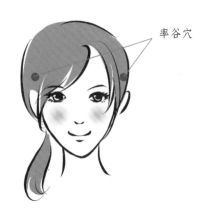

率谷穴

◎ **取穴**：率谷穴在兩耳尖直上約兩橫指寬處，左右兩邊各一個。

◎ **手法**：方法很簡單，用雙手的食指或中指的指腹，按揉兩側率谷穴約2分鐘，以頭部兩側出現酸脹感為佳。

◎ **中醫點評**：按揉率谷穴可以加速頭皮的新陳代謝，滋養頭皮，改善頭髮枯黃的現象。

神奇醒酒功能的率谷穴

按揉率谷穴還有神奇的醒酒功效。現代的女性朋友們應酬很多，很多場合都需要喝酒，酒量不好的美眉往往很容易喝醉。醉酒的滋味相信很多人都有過，噁心嘔吐，頭痛得彷彿要裂開，簡直是生不如死。這時，我們就可以按摩率谷穴，不僅可以減輕醉酒後的症狀，還可以提神醒腦。

🌸 點按頭維穴增效

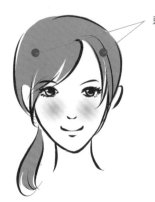

頭維穴

◎ **取穴**：頭維穴在前額部，兩側前額角髮際線向上約一橫指寬處，兩邊各有一個。

◎ **手法**：和上星穴一樣，頭維穴也在頭皮上。用雙手的食指或中指指腹，按頭維穴2分鐘，以出現酸脹感並且向前額和兩側擴散為佳。

◎ **中醫點評：**經常按摩頭維穴不但可以防治頭皮屑，預防頭髮乾枯分叉，而且還可以緩解兩側頭痛。有時我們工作太累或是學習太緊張，會引起兩側頭痛，這時不妨靜下心來好好地按摩幾分鐘頭維穴，效果會很不錯的。

美麗小秘方

去除頭皮屑的小偏方

按摩頭皮之後，如果再配合下面自製的去屑洗髮水，效果會加倍喔：

◎ 桑白皮洗髮精：將半斤桑白皮（桑樹的內層根皮，白色、可入藥，具有治療水腫、咳嗽、袪痰等的功效）浸泡30分鐘，加入適量的水煮開，將渣濾掉，就用桑白皮水代替自來水洗頭，每天一次，連續用1週。

◎ 陳醋溶液洗髮精：將半斤陳醋與2斤溫水混合後攪拌均勻，每天用此溶液洗頭一次，連續1週。

貼心小叮嚀

◎ 平時要用溫水洗頭，不宜用冷水洗頭。

◎ 洗頭時，最好將洗髮精倒在手上搓至起泡沫後，再塗抹在頭髮上，不要將洗髮精直接倒在頭上。

◎ 避免吃煎炸、辛辣、油膩、過甜的食物。

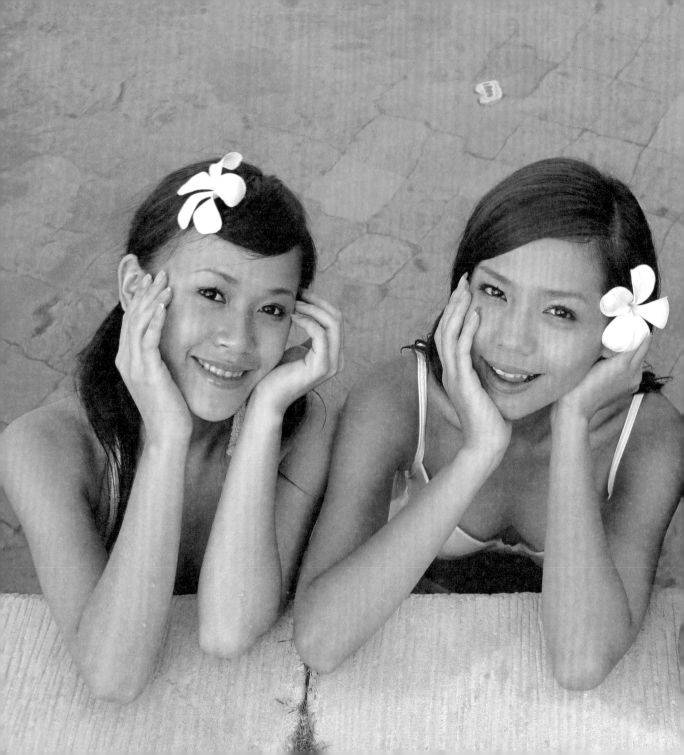

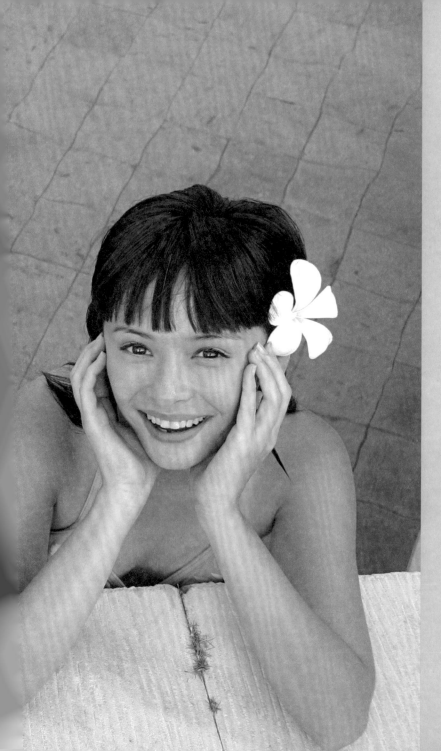

3

做個完美精緻的
小臉美人

每個女人都嚮往一張完美精緻的臉龐，

臉面問題永遠是最大的問題。

那麼就行動起來，

為我們的臉做個小小的Massage！

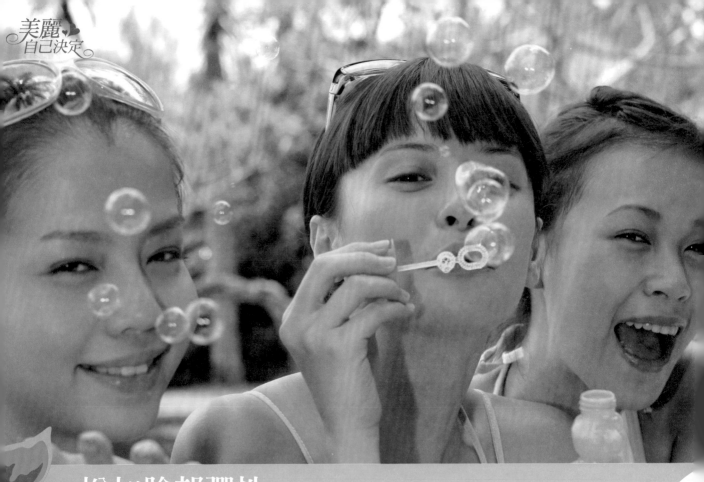

增加臉部彈性

　　彈性是評價皮膚健康和美的重要標準之一。皮膚失去了彈性，就算沒有皺紋，也會顯得老氣橫秋。如何永保青春、保持肌膚彈性，是每個愛美女性永恆的追求。

　　我的一個朋友是個愛美的女人，也是狂熱的環保主義者，她非常推崇自然的按摩法，我們之間也經常會交流一些美容體會。由於她的工作性質需要經常熬夜，這對於皮膚來說簡直是一大惡魔。但是，她每天早晚都堅持做一套按摩操。一段時間下來，她的皮膚彈性明顯好了很多。同事們都很奇怪，為什麼大家的作息都差不多，但她的皮膚卻越來越好呢？下面這個按摩方法就是她的「小竅門」了。

🍃 按摩前的準備

首先要洗乾淨臉和手，防止臉部滋生細菌。然後把手掌搓熱，這樣按摩起來會更加舒服。最後就是我們常用的按摩霜了，適當地塗抹按摩霜不僅可以加強按摩效果，還可以保護皮膚，以免弄傷皮膚。

🍃 臉部按摩操促進皮膚新陳代謝

臉部按摩可以消除皮膚表面緊張狀態，有助於血液和淋巴的循環，促進皮膚的新陳代謝。透過手掌或手指有節律地刺激皮膚組織、肌肉、神經等，可以使營養成分及時運送到臉部皮膚。如果每晚都做一次按摩的話，可以快速恢復皮膚的彈性。

1. 輕推額頭

中指和無名指貼在一起，用指腹由眉間開始，把肌膚向上輕推按摩，然後再順著額頭，以畫圈手法順勢推到眼角，最後在眼角按壓3秒。重複做三次。

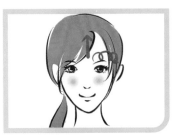

2. 眼周畫圈

用中指和無名指指腹從眼睛內側部位開始按逆時針方向在眼睛周圍畫圈，輕輕按摩。

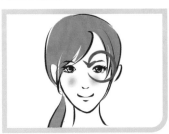

♡ 貼心小叮嚀

眼部的皮膚非常薄嫩，所以眼部的按摩尤其要注意手法和力度。如果一時難以掌握的話，可以採用熱敷的方法。熱敷可以透過熱氣和蒸發的濕氣來促進肌膚的血液循環，使毛孔張開，增加血液向皮膚的流量，有利於加速肌膚衰老細胞的代謝，柔軟肌膚，增加皮膚彈性。

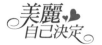

3. 用畫圈方式按摩雙頰

由下巴往耳垂下方，順著臉部輪廓以畫圈方式輕按，並輕拉耳垂3秒，然後同樣以畫圈方式由鼻旁往眼角方向慢慢按摩。

臉頰部分大幅度按摩，以下巴為中心，用中指和無名指指腹向左右耳方向畫圈按摩。手指大幅度移動按摩全臉，共三次。

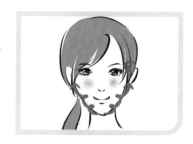

4. 按摩鼻子

用中指指腹向下順勢輕輕按摩鼻子的兩側，左右兩側各三次；中指指腹緊貼鼻部，稍用力慢慢地從上往下移動，共六次。

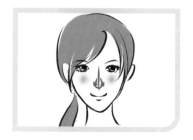

5. 上搓頸部

千萬別忘記頸部的按摩。用手掌心按從頭頸底部向下巴的方向輕輕往上提抹三次。重複三次。

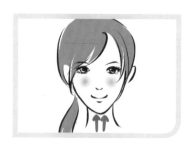

6. 按摩唇角

由於唇部容易產生細小紋路，按摩時可以保持微笑的表情，有助於拉平唇部肌膚。

從人中開始，沿著唇部四周按摩。在容易產生下垂的嘴角處，用中指和無名指的指腹從下唇正中心滑向兩側嘴角進行按摩。重複三次。

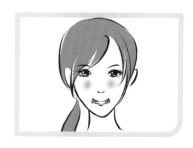

🍀 按壓三陰交穴使臉部紅潤

　　三陰交穴是脾經上的一個重要穴位，也是肝經、脾經、腎經三條陰經的交會點，故此得名。三陰交穴被稱爲女人身體中最寶貴的「財產」，有美容潤膚的作用，還可以緊緻臉部的肌肉，因此經常按摩可以使面色紅潤、皮膚緊緻而有彈性。

◎ **取穴**：三陰交穴在足部內踝尖上3寸，左右各有一個。

◎ **手法**：將自己的食指、中指、無名指、小指併攏放在足部內踝尖的上端，另一端的凹陷處就是此穴。用手指指腹或逆時針，或順時針點揉兩腿的此穴各5分鐘。

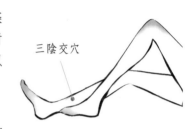

三陰交穴

🍀 *刺激使皮膚光滑的列缺穴*

　　列缺穴是肺經要穴，中醫認爲「肺主皮毛」、「肺朝百脈」，可以調理氣血，因此要想使皮膚光滑有彈性，就要堅持每天按摩列缺穴。

◎ **取穴**：兩手從虎口處自然交叉，一隻手的食指自然地放在另一隻手的手腕上突起的骨頭處，食指尖下的位置就是此穴了。

◎ **手法**：用食指的指腹或逆時針，或順時針按摩此穴。按摩時力度可以稍大點，以穴位處有酸脹感爲佳。由於該穴位在手上，按摩起來比較方便，因此我們可以經常按摩，無需局限於按摩次數。

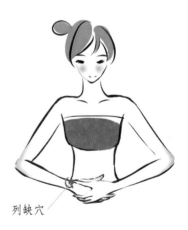

列缺穴

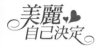

🌿 增加皮膚彈性的承漿穴

　　承漿穴是任脈上的一個重要穴位，在人體的前正中線上，它能夠控制激素的分泌，有助於保持皮膚的張力，使皮膚更加有彈性。

◎ **取穴**：承漿穴在頦唇溝的正中凹陷處。

◎ **手法**：兩手的食指交叉，輕輕按壓此穴，注意力度要適中，以免損傷皮膚，以穴位稍有酸脹感爲度。

◎ **中醫點評**：在按摩過程中，如果出現臉部潮紅、瘙癢等不適症狀，應立即停用該方法。嚴重者應諮詢皮膚科醫生。

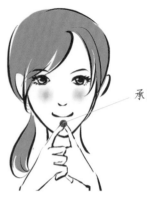

承漿穴

🌷 美麗小秘方

另類按摩法

　　除了上面幾種比較有效的按摩方法外，利用一些身邊的果蔬來按摩，可以使效果加倍。當然，如果你是皮膚敏感者，應慎用此類按摩法。

◎ **果皮擦面按摩法**：新鮮果皮兩塊（蘋果皮、西瓜皮均可），左右手各捏一塊，然後從口角開始往外、往上做環形推擦臉部，在額部由中間向額角兩邊畫圈推揉。這個方法可以使果皮中的維生素等營養物質透過臉部按摩滲入皮膚，補充營養及水分，增加皮膚彈性。

◎ **蛋清按摩法**：將蛋清塗擦於臉部，先用雙手的食指、中指和無名指從下巴開始向耳垂方向按摩，然後再由口角向耳前方向按摩，接著在眼眶周圍沿著眼睛畫圈按摩，額部由中心向兩額角按摩，最後用整個掌面由下向上、由內向外旋轉按摩整個臉部。這個按摩方法可以收斂和滋養臉部肌膚，從而起到增加皮膚彈性的作用。

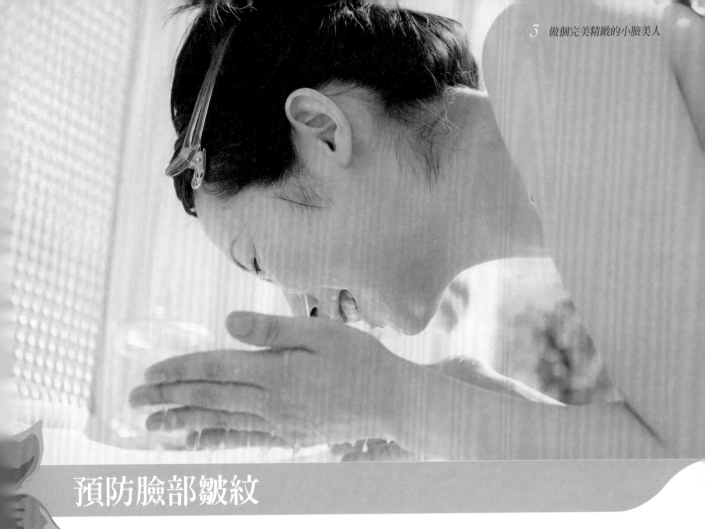

預防臉部皺紋

　　我曾遇到一個病人，由於攻讀博士壓力太大，在一段時間內暴瘦。瘦是每個美眉夢寐以求的好事，但伴隨著暴瘦而來的是皮膚鬆弛，額頭的皺紋也變得很深。原本心情就很糟糕的她，因為這件事更是苦惱了。

　　皺紋是每個女人都害怕的東西，它像是年齡的標籤，時時提醒你：變老了、青春不再了。可還是有些人，哪怕都五、六十歲了，臉上卻看不出歲月的痕跡。美麗與勤勞是分不開的，在這裡我告訴你一個人人適用的按摩方法來預防和減少皺紋。有了這種方法，你會慢慢放棄之前一直依賴的化妝品。

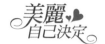

🌺 按摩前的準備

先用滋潤型的洗面乳清洗臉部，然後手心相對，搓熱手指指腹，以便按摩起來更加舒服。

按摩前還可以在穴位處塗抹一些保濕滋潤的按摩霜，以緊緻肌膚，加強防皺和除皺的效果，按摩起來也會更舒服。

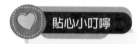

> 臉部穴位按摩的最佳時間：首先是沐浴之後，因為這時血液循環較快、體溫較高，對臉部穴位按摩效果最好；其次是睡覺前，這時放鬆心情進行按揉，對皮膚彈性的恢復和消除，延緩皺紋的產生很有幫助；再次是在早晨起床後或午飯後。每天或隔天按摩一次，效果較好。

🌺 臉部除皺、防皺特效穴

與臉部穴位相關的經絡連接著全身各處，透過對這些穴位的按摩，不僅能使皮膚細膩柔嫩，預防和減少皺紋的產生，而且能調節全身，放鬆身心，達到內外皆美。

◎ 取穴：

印堂穴：在兩眉頭的正中凹陷處。

太陽穴：在眉梢和外眼角之間，外眼角向後約一橫指的凹陷處。

陽白穴：在黑眼球直上，眉上約一橫指的位置。

頭維穴：在頭側部，髮際的兩尖角，入髮際約一橫指的位置。

絲竹空穴：在眉梢凹陷的地方。

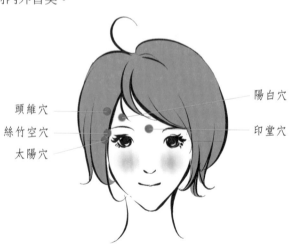

頭維穴
絲竹空穴
太陽穴
陽白穴
印堂穴

◎ 手法：用拇指或中指的指腹進行按壓，手法應由輕逐漸加重至自己感覺酸脹為剛好的程度，每個穴
　　　位重複按壓2至3分鐘。按壓絲竹空穴時用拇指指腹從眉頭，沿著眉毛到眉梢按揉，然後再
　　　順勢按摩太陽穴。這樣按摩，不僅可以除皺、防皺，還可以調整自主神經功能，舒緩緊張情
　　　緒、放鬆身心。

除皺、防皺的絲竹空穴

　　說到絲竹空穴，大家肯定會想到絲竹，會問這個穴位跟絲竹有沒有關係。

　　我們都知道竹葉是由寬到窄、瘦削細小的，和一種叫做竹葉眉的眉形很相似。這就正好對應我們的穴位和眉毛有關了。那麼「空」呢？顧名思義，空是指空隙、孔竅。這樣我們就很容易明白為什麼絲竹空穴位於眉梢凹陷的地方了。絲竹空穴是除皺、防皺效果很好的一個經驗穴。經常按摩此穴，對改善皺紋，尤其是對眼尾紋比較重的朋友效果很好。

美麗小秘方

幾個減少皺紋的小竅門

◎ 用米飯糰去皺：米飯做好後，挑些較軟、溫熱的米飯揉成團，放在臉部輕揉，直到米飯
　糰變得油膩烏黑，然後用清水沖洗臉部。米飯糰吸取了皮膚中的黑頭，使皮膚呼吸通
　暢，可以保持皮膚的新陳代謝，減少皺紋。

◎ 嚼口香糖去皺：咀嚼能鍛煉臉部肌肉，加速臉部的血液循環，增強臉部細胞的新陳代謝
　能力，每天咀嚼口香糖15分鐘左右，能使臉部皺紋減少，甚至消退。

◎ 蘋果膏去皺：取半個蘋果搗碎後，加上一匙蜂蜜和麵粉少許調成膏狀，然後敷在臉上，
　30分鐘後沖洗乾淨。每週一、兩次，可以達到去皺的效果。

◎ 飲茶去皺：茶葉中含有多種氨基酸、維生素，是天然的美容飲品。經常飲茶能保持皮膚
　白嫩，不但可以延緩或減少皺紋的產生，還可以防止多種皮膚病的發生。

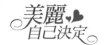

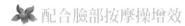 配合臉部按摩操增效

　　利用臉部按摩操經常柔和地刺激臉部皮膚及經絡，可以啟動臉部的穴位，使皮下的膠原纖維及彈力纖維增生，和使代謝活躍，減緩皮膚老化，從而達到除皺、防皺的效果。堅持不懈地做臉部按摩操還可以提升臉部皮膚，防止皮膚下垂，保持臉部年輕狀態。

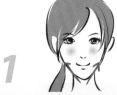

step 1

從下巴開始，用拇指和食指的指腹抓捏下巴的肌膚，由下往上捏。連續十次。

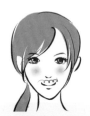

step 2

用中指與無名指稍用力沿著嘴巴周圍，利用指腹的力量上下呈括弧狀打圈。連續二十次。

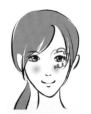

step 3

用中指與無名指稍用力沿著眼部周圍，利用指腹的力量上下呈括弧狀打圈。連續二十次。

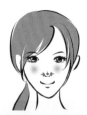

step 4

以中指及拇指指腹的力量相對按壓鼻翼及鼻尖。連續十次。

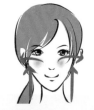

step 5

用兩手的手掌根部由下往上、由內向外，緩慢地、稍用力地按壓臉部肌膚。連續十次。

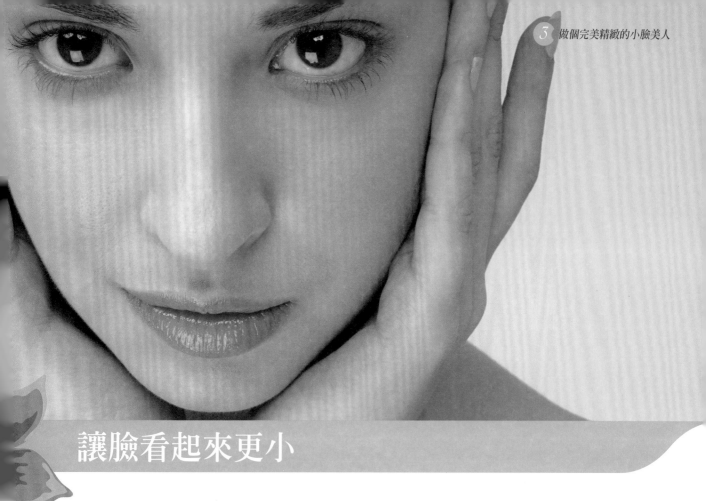

讓臉看起來更小

　　臉形是人們審美的標準之一，每個女孩都想擁有一張人人羨慕的精緻小臉，越來越多的女孩子為著自己的那張「大餅臉」而苦惱。羨慕那些小瓜子臉的美女嗎？瘦臉，你也可以做到。常常按摩幾個特效穴位，長久堅持，就能夠讓你輕鬆瘦臉，做一個小臉美人。

　　關於瘦臉的穴位，主要有頰車穴、地倉穴和百會穴。據《史記·扁鵲倉公列傳》記載，扁鵲經過虢國，正碰上虢太子剛死去，扁鵲瞭解情況後判斷太子是「屍蹶」。於是就叫他的學生子陽磨礪砭石，取百會穴下針。過了一會兒，太子甦醒了⋯⋯聽了這個故事，你一定很佩服扁鵲的醫術，感嘆穴位的神奇吧！其實百會穴不僅在開竅醒神方面的功效很神奇，而且它是百脈聚會之處，上下通達，穴位又在頭臉部，因此對於瘦臉的效果也很好哦。

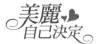

🌸 塗按摩霜或瘦臉霜

首先將手洗乾淨，然後掌心對搓，把手掌搓熱，這樣按摩起來會更舒服些。

按摩前塗上按摩霜或瘦臉霜，可以加強瘦臉的作用。

🌸 按摩百會穴促進代謝

瘦臉當然要按摩臉，瘦臉穴就在你的頭與臉部。

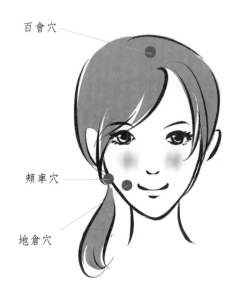

◎ **取穴**：百會穴在兩耳尖向上的連線與頭頂正中線的交
點處。

◎ **手法**：按壓的力道要大一點，用食指或中指指腹由輕
漸重，連續按揉三十至四十次，直至頭頂微微
發脹。

◎ **中醫點評**：臉部肥大的人大多有肥胖和水腫，百會穴
可以提升陽氣，通陽利水，促進新陳代謝
，經常按摩還可以使皮膚更加紅潤細緻。

🌸 刺激頰車穴消腫

◎ **取穴**：咬緊牙關，沿著耳垂向下，可以摸到一個高高隆起的地方即是頰車穴。

◎ **手法**：用中指和無名指指腹以順時針方向打圈按摩，速度保持在每分鐘50至60圈，每次按摩2至3分
鐘。由輕到重，循環往復，以穴位處有酸脹感為度。

◎ **中醫點評**：頰車穴正好是在咬肌的部位，咬肌發達就會使臉部變胖。經常按壓頰車穴可以消耗臉部
的肌肉和多餘脂肪，同時由於它具有通絡消腫作用，因此還可以消除臉部水腫。

🌸 按壓地倉穴減脂

◎ **取穴**：沿著嘴角畫一橫線，再沿著瞳孔畫一豎線，兩條線的交點就是地倉穴了。

◎ **手法**：用中指和無名指指腹以順時針方向打圈按摩，每分鐘50至60圈，每次2至3分鐘，以穴位處有酸脹感為度。

◎ **中醫點評**：地倉穴也有通經、活絡、消腫的作用，經常按揉刺激該穴位可以消除臉部肥大的問題。

活血通絡的地倉穴

中國人是最喜歡用比喻的了，很多詞語都是我們古人取類比義而來的。說到地倉，大家應該不難聯想到我們用來儲存食物的倉庫吧！是的，地倉穴就是由於它的位置在嘴角的兩邊和其功能與消化食物有關而得名的。經常按摩地倉穴，可以祛風消脂、活血通絡。

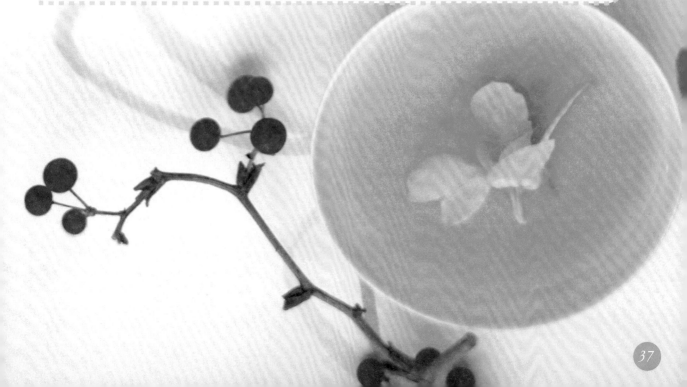

🌸 配合臉部瘦臉操增效

　　穴位按摩後，再配合下面這套瘦臉操，有助於刺激臉部肌膚的微循環，促進皮膚新陳代謝，提升臉部；同時，進一步刺激臉部的經絡與穴位，不僅能消除臉部的贅肉和脂肪，而且能緊緻肌膚，從而達到瘦臉的效果。

　　按摩時一定要從下往上，從內往外，動作要輕重適合。

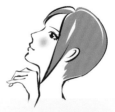

step 1

抬頭仰望天空，用手背平滑地按摩頸部，先上下，後左右，讓頸部得到徹底的放鬆，持續約30秒。這是個熱身動作，可以減緩壓力。

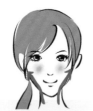

step 2

從下頜開始，用食指和拇指捏緊下頜骨，輕輕地向上擠壓按摩至耳垂。動作重複五次。

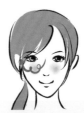

step 3

用中指和無名指的指腹，從鼻樑處開始沿著面頰順著皮膚紋路，由內到外打圈至耳朵的上方。反復做此動作十次。

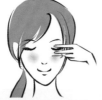

step 4

閉上雙眼，食指和中指做"V"字狀，食指放在上眼皮處，中指放在下眼皮處，用指腹輕輕往外上方提拉。連續十次。

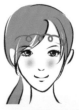

step 5

根據額頭的寬度，用三根或四根手指輕柔地打圈，從左邊的太陽穴（穴位請見第32頁）按摩到右邊的太陽穴，來回按摩額頭。共十次。

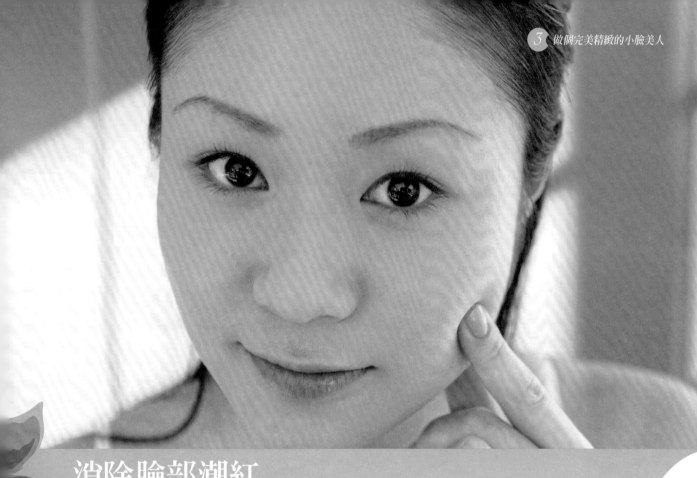

消除臉部潮紅

　　出現臉部潮紅的人群主要有：更年期婦女、由於激素依賴而產生臉部潮紅者、皮膚過敏者和長期在高原地區生活的人。前三者臉部潮紅的症狀可以透過一定的治療來改善，甚至消除，而後者目前醫學上還沒有特別好的根治方法。

　　由於臉部產生潮紅的最根本原因是臉部角質層變薄，毛細血管收縮能力降低，血液運行不暢，所以我們一般不提倡進行臉部按摩，以免加劇臉部的損傷，而是採用按摩遠端穴位來消除臉部潮紅。在這裡，我特別推薦曲池穴、血海穴、三陰交穴、神闕穴等的按摩，這幾個穴位對於消除臉部潮紅有奇特的效果。

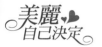
✿ 按摩前的準備

　　由於這幾個穴位要求按摩力度稍大點，所以在按摩前最好檢查一下我們的手指，儘量把指甲修剪乾淨，以免按摩時指甲弄傷自己。因爲是穴位按摩，按摩面積較小，對皮膚的牽拉不大，因此在這裡我們就不用按摩霜了。

✿ 按摩曲池穴清熱美白

◎ **取穴**：屈肘成直角，在肘的內側你會看到一條橫紋，橫紋外側的終點即是曲池穴。

◎ **手法**：用食指或棉棒按壓曲池穴，按逆時針或順時針方向打圈按摩，每次按摩3分鐘。

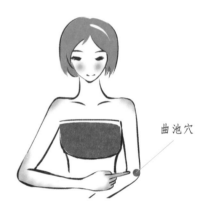

曲池穴

陽氣十足的曲池穴

　　説到曲池穴，可能大家很快就想到了唐代詩人盧照鄰的《曲池荷》：「浮香繞曲岸，圓影覆華池。常恐秋風早，飄零君不知。」這首詩讀來比較傷感，但是我們的曲池穴卻是個陽氣十足的穴位。曲池穴是大腸經的合穴，因此是這條經絡上氣血最充足的穴位。經常按摩此穴，對治療高血壓、肘部疼痛都很有效果。另外，曲池穴還有清熱美白的作用，對治療臉部潮紅的效果也非常好。

🌺 按揉血海穴涼血清熱

血海穴和曲池穴一樣都有祛風、清熱、涼血的作用，經常按壓刺激，可以使臉部溫度下降，毛細血管收縮，從而改善甚至消除臉部潮紅。

◎ **取穴**：屈膝，用手掌按在另一側膝蓋髕骨上緣（如左手按在右膝蓋上），
手指伸直併攏，拇指稍傾斜約45°，拇指指尖下即是血海穴。

◎ **手法**：用拇指指腹按揉三十至五十下，由輕漸重，直至膝蓋出現酸脹感。

🌺 刺激三陰交穴潤膚美白

前面我們就說過三陰交穴是肝經、腎經、脾經三條陰經在小腿內側交會的地方，是女性朋友很重要的一個穴位，經常按壓可以通暢三條經絡，調理臟腑功能，是常用的美容穴之一。經常按摩此穴，對於潤膚美白、改善臉部膚色的效果非常好，對消除臉部潮紅也很有用哦。想要美，就要經常按摩此穴，不要偷懶喲！

◎ **取穴**：在內踝尖上3寸，左右各有一個。

◎ **手法**：用手指指腹或逆時針，或順時針點揉兩腿的三陰交穴各3分鐘，按
摩時力度可稍微重點。

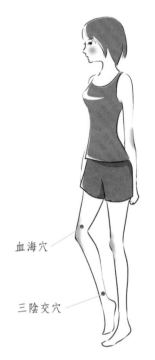

血海穴

三陰交穴

🌺 按摩神闕穴為身體加油

神闕穴就在我們平時所說的肚臍眼位置，來自於母體，與生命活動密切相關，沒有神闕，生命將不復存在。經常按摩神闕穴能調節氣血，青春不老。單是從保健的角度考慮，我也建議女性朋友每天按摩神闕穴。

◎ **取穴**：在肚臍眼位置。

◎ **手法**：用手掌根部或逆時針，或順時針方向打圈按摩，每次按摩3至5分
鐘。按摩時力度可稍微重點。

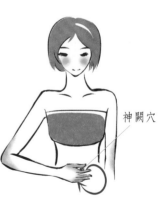

神闕穴

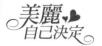

由於神闕穴的位置特殊，我們應把整個手掌貼在肚臍處來按摩。如果女性處在生理期，按摩時應先把手掌搓熱，以免出現痛經等不適。忌摳擠或用力按壓。

◎ **中醫點評：**以上這些穴位的按摩均採用遠端取穴按摩，故不會刺激臉部的皮膚。

配合臉部拍打

也許細心的朋友會疑惑：「我們剛剛不是說不應該對臉部進行按摩嗎？為什麼又要教大家臉部拍打法呢？」對，你也注意到了，我們這裡講的是臉部拍打法，而不是叫大家對臉部進行大面積的按摩，而且我們這個拍打法有它的特別之處：

1. 用溫和的洗面乳將臉洗乾淨。
2. 用冷的濕毛巾濕敷於整個臉，這就是這個方法的特別之處。
3. 這個方法的重點是用手隔著毛巾拍打臉部。注意力度，不可以太輕而沒有感覺，也不可以太重而把自己弄疼了。
4. 感覺毛巾不涼或者乾了時，要更換一條毛巾，然後再重複第二步和第三步的動作。

上面的動作每天早晚各一次，每次拍打10分鐘。

◎ **中醫點評：**熱脹冷縮這個道理大家早已知道。冷濕敷法可以降低臉部的溫度，不僅可以改善潮紅、發熱的症狀，還可以增加臉部肌膚的耐受力。拍打可以促進臉部血液循環，增強臉部毛細血管的收縮力，長期使用對治療臉部潮紅有很好的作用。

美麗小秘方

民間治療臉部潮紅的土方法

將綠豆加水煮開，然後用大火一直煮到綠豆皮全部浮到水面為止。將所有的綠豆皮撈出曬乾。曬乾後，把乾透的綠豆皮磨成粉末狀，裝入密封的容器中待用。每天晚上用純淨水加10克綠豆皮粉調成糊狀塗在臉部，待到次日清晨醒來時洗乾淨。堅持一個月，就可以有效改善臉部潮紅的敏感狀況。

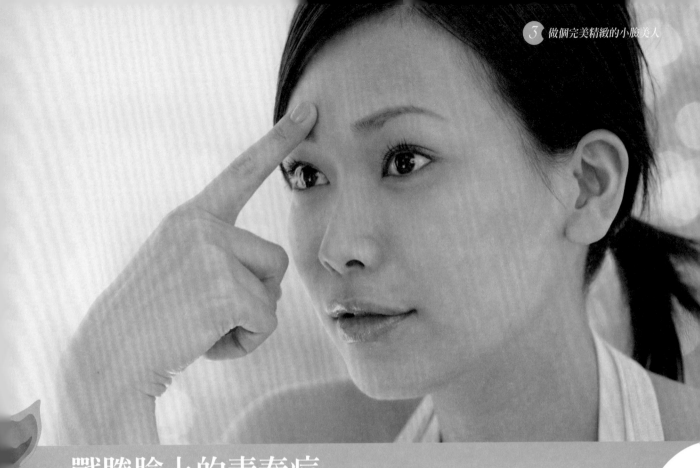

戰勝臉上的青春痘

　　相信70%的年輕朋友都受過痘痘的侵襲，痘痘嚴重影響了我們的美麗，甚至增加精神負擔。可是你知道嗎？在家按摩就能夠消除痘痘，而不用在臉上東抹西塗的。

　　我曾在蘭州學習、生活過一段時間。大家都知道，蘭州的氣候和南方相差比較大，而且當地的飲食也偏辣，這對於一直在南方生活的我來說，一下子是很難適應的。在那裡沒幾天，我的臉上就開始出現痘痘。由於專業的關係，我知道按摩合谷穴對治療痘痘的效果比較好。於是我有事沒事就按摩合谷穴，再加上注意飲食和多喝水，不到一週，我的痘痘就消退了。

　　其實治療痘痘的穴位並不止合谷穴一個，還有其他的。一起來看看吧！

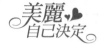
🌸 戰痘前的準備

首先，把手和臉洗乾淨，防止髒手刺激臉部皮膚，致使細菌滋生從而加重痘痘，然後可以在臉部塗點按摩霜或有清熱、控油作用的精油，這樣去痘效果會更好，按摩起來也會滑潤些。

🌸 循經按摩戰痘法

臉部有豐富的經絡循行於此，如胃經、肺經等，而會長痘痘大都是因為肺經風熱或胃經鬱熱，因此經常做臉部按摩不僅可以促進臉部血液循環，還可以調理肺、胃兩經，對治療痘痘的效果顯著。

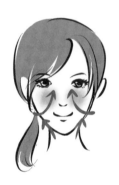

◎ **手法**：將兩手掌分別置於兩頰，從後向前推揉臉部，反復2至3分鐘；然後再改用雙手手掌從下往上推揉，同樣也是2至3分鐘。

◎ **中醫點評**：推揉時用力要輕柔均勻，速度應由慢漸快，以整個臉部有溫熱感為佳。

🌸 推揉太沖穴順氣消痘

愛長痘痘的人多半性格比較暴躁，性子急、愛發脾氣，而按摩太沖穴可以調節情緒。

◎ **取穴**：從大腳趾和第二趾接合部的縫隙向上移，摸到能感覺動脈跳動的凹陷處就是太沖穴。

◎ **手法**：在按摩之前，先用熱水泡腳10分鐘左右，然後用拇指從前往後推揉3分鐘。

舒緩生活壓力的太沖穴

我國古代有個非常有名的詞叫「太沖莫勝」，其中勝的意思是指兩邊極端的生命氣象平衡而達到中和。也就是說，太沖穴是一個清靜無為的穴位，它循行於足厥陰肝經上，可以疏肝解鬱。經常按摩太沖穴可以調節我們的情緒，這對由於工作、生活壓力過大，經常感到心煩意亂、情緒緊張、脾氣暴躁而長痘痘的朋友，效果非常好。

點揉內庭穴清火滅痘

年輕人愛吃油膩食品，這些東西吃多了就容易長痘痘，而且年輕人一般都是內火比較旺的，多半有口臭、便秘、腹脹等症狀。這時候就可以利用按摩內庭穴來清瀉胃火，和胃化滯。

◎ **取穴**：內庭穴是足陽明胃經的榮穴，位於第二趾和第三趾之間的縫隙交叉處。

◎ **手法**：每天早晚用拇指指腹點揉一百次即可，要有酸脹感才行。這對於胃火旺盛而長痘痘的朋友是非常適合的。

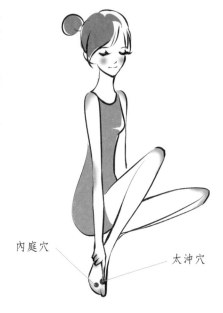

內庭穴　　　　　　　　太沖穴

按摩合谷穴增效除痘

合谷穴是手陽明大腸經的穴位，中醫有「肺與大腸相表裡」、「肺主皮毛」之說，因此，按摩肺經的合谷穴可以有改善皮膚、消除痘痘的作用，對於伴有牙痛、鼻出血、頭痛、咽喉腫痛、便秘口乾、發熱症狀和愛吃油膩食品、常飲酒的朋友是最適合的了。

◎ **取穴**：合谷穴在我們平時所說的虎口部位。將拇指和食指併攏，突起的最高點就是合谷穴。

◎ **手法**：這個穴位按摩起來比較方便，所以也就沒有次數限制了，有事沒事時都可以按一按。

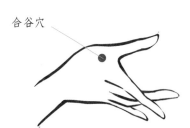

合谷穴

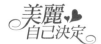
🌱 **美麗小秘方**

長痘痘後千萬不要做的事

◎ 洗臉不要過於頻繁：一般遵守一天洗兩次臉的原則。過於頻繁地洗臉反而會刺激皮脂腺的分泌，使皮脂腺變得越來越活躍，皮膚會越來越油膩，不但不利於治痘，反而會加速痘痘冒出的速度。

◎ 不可擅自摳、擠、挑：擅自用手或挑痘針挑擠痘痘，會因為消毒不嚴格，手上的細菌附著臉上而造成二次感染，也可能因擠壓力道不正確而留下疤痕。

◎ 少吃辛辣、刺激、油炸、油膩、高熱量的食物：這些食物雖然不會直接導致痘痘的形成，但卻會惡化痘痘。

◎ 不要經常情不自禁地用手摸臉：常常無意識的摸臉會造成臉上細菌的滋生，從而產生痘痘。

◎ 別熬夜：熬夜是皮膚的一大殺手，想要遠離痘痘，保持良好的皮膚，務必在晚上11點之前上床睡覺。

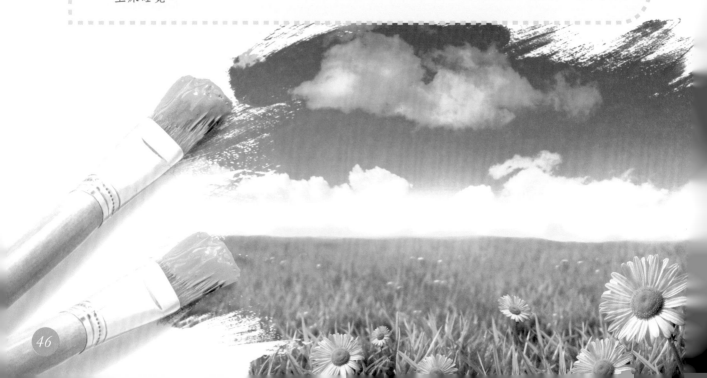

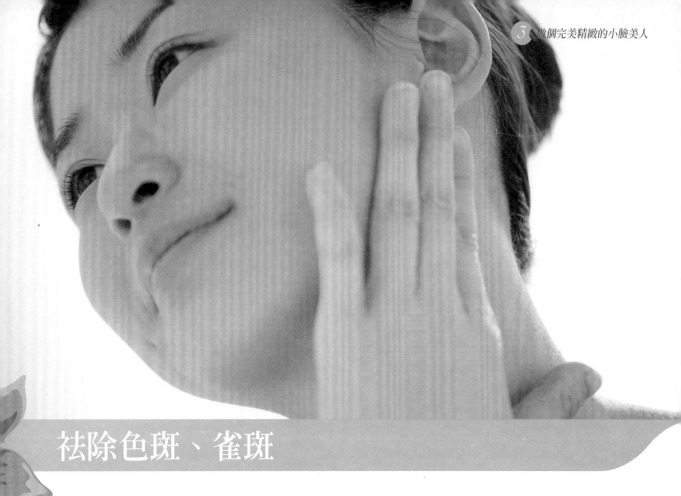

袪除色斑、雀斑

　　近來我的美容門診中，年輕女性因臉部色素沉澱而來就診的越來越多。如果你要問什麼除斑方法最天然、最無刺激性，我肯定會說是按摩。按摩不但可以加速血液循環，改善臉部膚色，還可以活血散瘀，使斑點處表皮與真皮間積聚的色素鬆動，從而達到淡化斑點的效果。

　　在向大家介紹按摩方法之前，首先介紹一個「袪斑穴」，即我們通常所說的血海穴。大家都知道，中國有四大海域，分別是渤海、黃海、東海和南海。可是你知道嗎？其實在我們身體裡也有四大海域，那就是髓海、氣海、血海和水谷之海。血海有主血液的作用，是人體氣血匯聚的海洋。聽我這樣一說，有沒有覺得血海很神奇呢？是不是更想體驗一下血海穴在除斑方面的神奇魔力呢？別急，我現在就告訴你怎麼做。

🌸 除斑前的準備

在按摩處可以塗上茴香精油或其他精油，這樣按摩起來會更滑潤、滲透力更強，也可以避免按摩時由於牽拉皮膚而導致的不適。

🌸 按揉血海穴祛斑養顏

「女人以血爲本」，血海穴是美膚護膚的佳穴，不僅有「祛斑穴」之說，還具有潤膚養顏的作用。因此經常按摩此穴，不僅可以淡化甚至消除臉部的色斑、雀斑，對於改善我們的膚色也有很大的幫助。

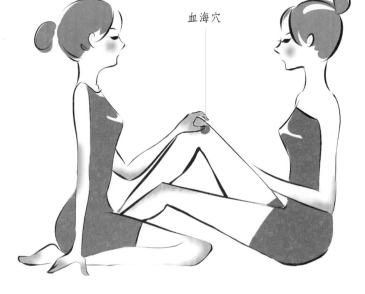

血海穴

◎ **取穴**：血海穴在大腿的內側。我們屈膝的時候，用手掌按在另一側膝蓋髕骨上緣（如左手按在右膝蓋上），手指伸直併攏，拇指傾斜約45°，拇指指尖下即是此穴位。

◎ **手法**：用拇指指腹按揉此穴，力度可以稍微大一點，以感到穴位處有酸脹感爲佳。每次按揉3分鐘左右，每分鐘按揉50至60圈。

也可以請身邊的朋友幫忙，兩人相對而坐，讓對方用手掌握住你的膝蓋，手指自然往前放，拇指指尖所在的位置就是你的血海穴。

斑面按摩淡化色斑

體驗完血海穴帶來的神奇後，我們再重點按摩一下臉部。臉部按摩可以促進臉部的血液循環，從而改善臉部膚色和淡化色斑、雀斑。

斑面指按法

將拇指伸直，其餘四指做握拳狀，用拇指指腹點壓斑面中心，按壓的方向要垂直，力度由輕到重，循序漸進，平穩而連續，這樣可以使刺激充分穿透，達到表皮和真皮之間，切忌猛發力或發力後搖動。按壓點由斑面中心向外周擴散，一直到達色斑的邊緣。

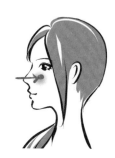

◎ 中醫點評：色素斑點的形成往往與氣血不暢、氣滯血瘀有關。這種按摩方法是直接刺激斑點所在局部，使局部氣血流暢，使色素隨著血液循環逐漸代謝。

斑面指揉法

用中指及無名指指腹在斑點表面畫圈，逐漸移動至斑面邊緣，用力輕柔緩和，視斑面大小指揉3至5分鐘。

要記得，在轉動時，動作要協調而有節奏。

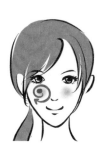

◎ 中醫點評：這種按摩法是前一種指按法的承接，進一步加強對斑面及其局部的刺激，可以讓色素在小範圍內鬆動，使新陳代謝加速，消除色素斑。

斑面指抹法

用拇指側部，在點按的部位，由內向外、由下往上做直線移按。按摩的速度應緩慢，力度也要均衡，不輕不浮，重而不滯。

◎ 中醫點評：這種按摩方法可以將鬆動的色素向四周轉運，減少色素在斑面的沉著。

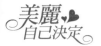

斑面掌摩法

　　先將兩手的掌心對搓至溫熱，再將掌面放在整個斑面上，做環形而有節奏的摩動，方向一般以順時針較好。

◎ **中醫點評：**這種方法可以將斑面及其局部，按摩至發紅、發熱，使臉部血管擴張、血液循環加速，使色素向更廣泛的範圍擴散。

 美麗小秘方

自製祛斑面膜

　　在採用了以上的按摩方法之後，如果再配合使用一些特效的果蔬面膜，祛斑效果會加倍。

◎ 香蕉牛奶面膜：香蕉一根，搗成糊狀，加入牛奶少許（以浸沒香蕉為佳），用手或化妝棉將面膜塗在臉上，像洗臉那樣邊塗邊按摩，等到面膜快乾時沖洗乾淨即可。這款面膜長期使用可以達到祛除色斑、滋潤美白的效果。

◎ 綠葉面膜：將芹菜綠葉切成碎末，然後倒入一茶杯優酪乳中，稍稍攪拌使其混合均勻，放置2至3個小時，將糊狀物均勻抹在臉上，靜躺半小時左右，然後用水沖洗乾淨。每天做二至三次效果最佳。

◎ 蘿蔔和番茄片：將臉洗乾淨後塗上護膚霜，然後將幾片番茄或蘿蔔片貼在臉上，30分鐘後再用涼牛奶洗臉，可以使臉部皮膚更加細膩潔白。

　　平時皮膚比較敏感的人應慎用這類面膜。如果在使用的過程中出現了臉部潮紅、瘙癢等過敏症狀，應立即清洗乾淨；症狀較嚴重者，還應諮詢相關的皮膚科或美容科醫生。

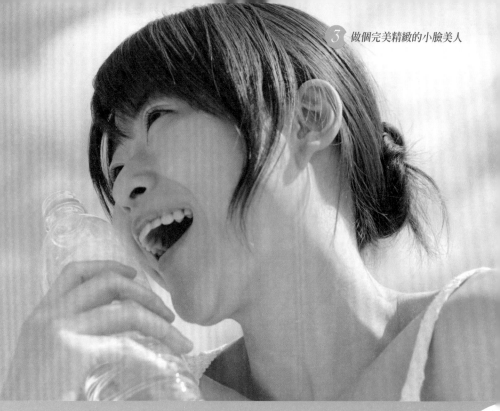

改善臉部粗糙

　　每個女人都希望能夠擁有光滑細嫩的肌膚，但總是事與願違，畢竟天生麗質的人還是少數。不少朋友經常感嘆：「為什麼我的皮膚如此粗糙呢？什麼時候我能擁有光滑細緻的肌膚呀！」

　　我身邊就有個這樣的病人，年紀不大，但是臉上的皮膚卻很粗糙，她自己開玩笑說她的臉是「蜂窩洞」。這聽起來雖然有點誇張，但也可想而知她的皮膚有多糟糕。雖然她口頭上說起來好像不在乎，私下裡她自己卻非常苦惱，甚至有些自卑，於是向我討教改善皮膚的秘方。我介紹一套臉部按摩方法讓她試試，幾週下來，她的臉部皮膚明顯改善了。現在我的這位病人變得自信多了，而且逢人就介紹這套臉部按摩法。

　　我們一起來看看這套按摩法吧！跟著一起來動動手，相信在不久的某天，你的皮膚一定也會「吹彈可破」的。

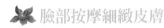 臉部按摩細緻皮膚

　　在我們的臉部分布著許多經絡和穴位，而且身體的臟腑在臉部都有對應的部位，如額部對應著心臟、下巴對應著胃等。臉部按摩不僅可以改善臉部的血液循環，還可以調理我們的臟腑、細緻臉部皮膚，對於臉部皮膚粗糙的朋友特別適合。臉部按摩是比較有針對性的按摩，操作非常簡單。

step 1　先去角質

在按摩前可以先用去角質霜去角質，再用熱毛巾敷臉約3分鐘，然後就可以進行按摩了。必要時可以使用一些按摩霜，這樣效果會更好。

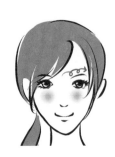

step 2　在額頭畫圈

用中指、食指、無名指指腹，從額部的中間往兩邊的太陽穴（見第32頁）做畫圈動作按摩。額頭較寬的朋友可分三步驟來做：
◎ 第一步，從眉毛稍上處開始做此按摩；
◎ 第二步，從再往上約一拇指寬的位置，開始做同樣的按摩動作；
◎ 第三步，髮際下約一拇指寬的位置，按摩動作同。

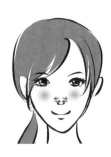

step 3　按揉鼻子

先從鼻尖到鼻翼向下按揉，然後再從鼻翼向鼻尖往上推揉。重複十次。
向下按揉時力度可以稍大，向上推揉時力度就要小了。

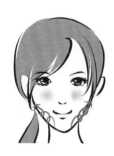

step 4 按摩下巴

從下巴處開始往耳根方向，用中指、無名指指腹做畫圈狀按摩。

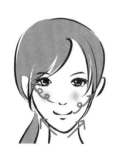

step 5 按摩臉頰

臉頰部的按摩也可以分三個步驟進行：

◎ 第一步：用食指、中指、無名指三指指腹，從嘴角處開始向耳朵方向做畫圈狀按摩；

◎ 第二步：用上述三指指腹從鼻翼處開始向太陽穴方向做畫圈狀按摩；

◎ 第三步：用兩個手掌托住臉頰往上推按整個臉頰。

肺經的美容——列缺穴

談到肺經的美容作用，就不能不提一提肺經中一個很重要的穴位——列缺穴（列缺穴的位置在兩虎口交叉，食指尖所按之處，穴位見第29頁）。

李白在《夢天姥吟留別》中寫道：「列缺霹靂，丘巒崩摧，洞天石扉，訇然中開。青冥浩蕩不見底，日月照耀金銀台。」列缺穴的功效就如同此詩句所描述的一樣，有通上徹下的作用。而且列缺穴有細緻毛孔和潤膚的作用，經常按摩此穴可以使皮膚更加光滑細緻，對改善臉部皮膚粗糙的效果非常好，有興趣的朋友可以試試！

🌸 經絡按摩養顏美肌

　　經絡按摩其實就是在人體的體表按經絡的方向和線路進行一種人爲的運動，從而促進血液和淋巴循環，改善皮膚的新陳代謝，達到排除毒素、養顏美肌的目的。下面這幾條經絡對於改善臉部粗糙有很好的作用：

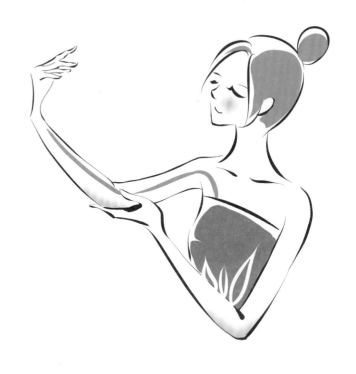

◎ **取穴：**

　　心包經：這條經絡從胸中開始到乳房處，然後過乳房再循行於上肢內側的中間部，止於中指端。

　　心經：這條經絡從腋下開始，沿上肢內側後緣到手腕，再到手掌，止於小指端。

　　肺經：從側胸上部開始，沿上肢內側前緣，止於拇指外側端。

◎ **手法：**這幾條經絡都分布在手臂的內側，按摩時四指併攏托住手臂的外側，張開拇指，拇指指腹用力沿著經絡的走向從外往皮膚裡壓，接著指力稍微往外旋一下，停留8秒後再慢慢放鬆（一定要完全放鬆），然後再重新開始按，以微痛爲宜。也可以手握拳，每天沿經絡的方向輕輕敲打三至五遍。

◎ **中醫點評：**中醫認爲「肺主皮毛」，一般皮膚粗糙是因爲肺氣虛弱引起的。這套按摩方法可以促進肺經、心包經和心經的血液循環，因此能改善和細緻皮膚，從根本上解決皮膚粗糙的問題。

護膚珍品：西太后的核桃阿膠膏

　　核桃阿膠膏為美容護膚珍品，具有補腎養血、潤膚美容之功效。據《清宮敘聞》記載：「西太后愛食胡桃阿膠膏，故老年皮膚滑膩。」有興趣的朋友不妨信手為之，或許也來個「鉛華洗盡依豐盈，魚落荷葉珠難停」。

　　西太后的胡（核）桃阿膠膏是先將紅棗、核桃肉、黑芝麻、桂圓肉研成細末；阿膠浸於黃酒中10天，然後與黃酒置於陶瓷容器中隔水蒸，待阿膠完全融化後，加入紅棗、核桃肉、黑芝麻、桂圓肉細末攪拌均勻，再加入冰糖即可。核桃阿膠膏做法繁複，但據聞為護膚珍品。

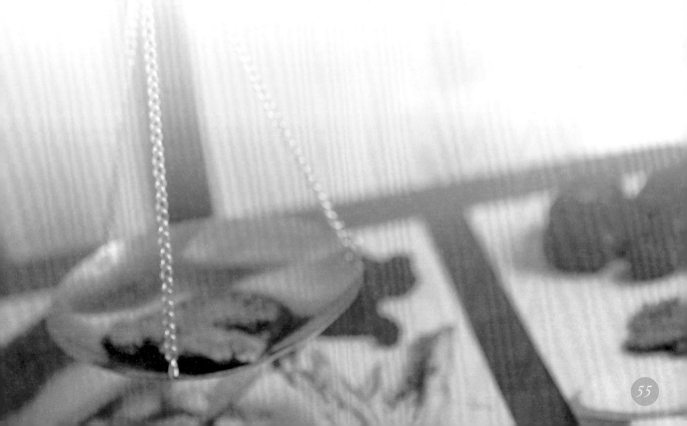

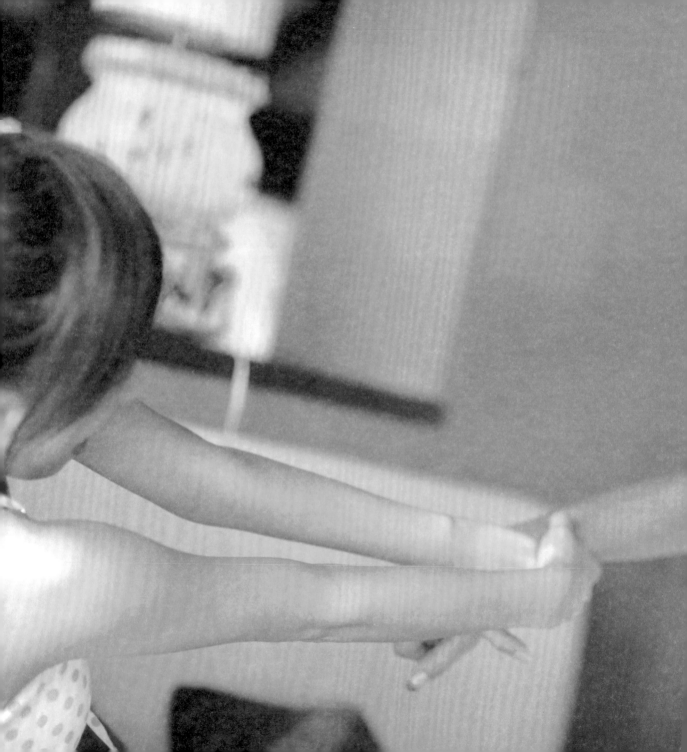

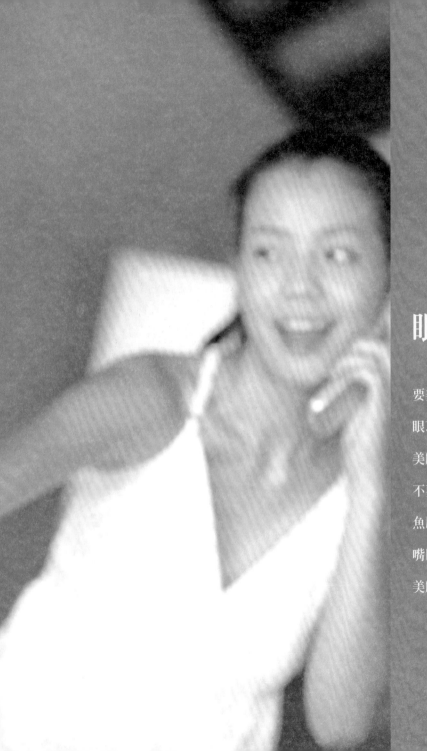

4

眼耳口鼻動起來

要美麗，

眼耳口鼻都不能放過，

美麗不允許任何一個細節的懈怠。

不要因為疏忽讓它們出賣了你的年齡。

魚尾紋再少一點，

嘴巴再性感一點，

美麗容不得一絲妥協。

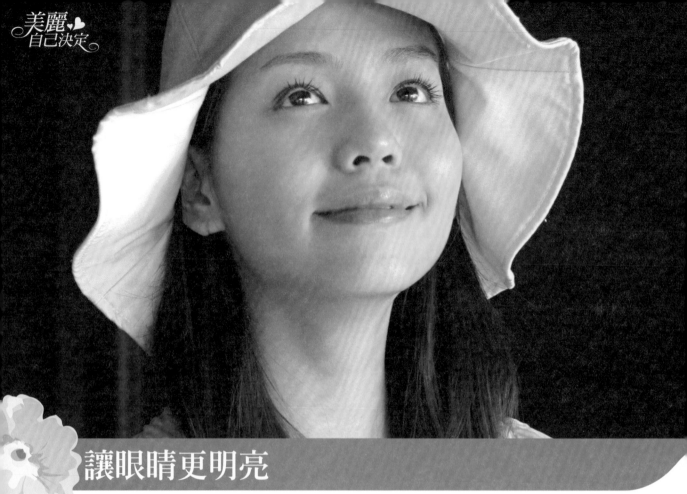

讓眼睛更明亮

　　「眼明正似琉璃瓶，心蕩秋水橫波清。」這句話說的是，一雙明亮的眼睛是女人青春活力的象徵。女人經過歲月的流逝、生活的洗禮，那曾經是「一汪清泉」的雙眸日漸乾枯，特別是那些經常使用電腦的上班族女性，成天用眼後發現自己的眼睛乾澀、酸脹，不僅視力不如以前，就連眼神也失去了往日的清亮潤澤。使用過各種滋潤的眼藥水，卻發現一離開這些眼藥水眼睛似乎比以前更乾澀了；也嘗試過一大堆保養品，但是效果卻沒那麼明顯。其實，在人體裡有很多「點亮眼神」的密碼所在，比如內眼角的晴明穴、小腿的光明穴以及手腕的養老穴等，古人早就發現並且使用這些穴位了。現在，就讓我們行動起來，做自己的保養專家，透過雙手按摩來點亮「心靈之窗」。

雙掌沐眼

　　按摩前先用流動的水清潔雙手，並稍微搓熱手掌。閉上眼睛，將搓熱的兩掌併攏，輕輕蓋在雙眼5至10秒，反復數次。

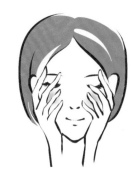

點按眼周穴位

◎ **取穴：**

晴明穴：在內眼角稍上方的凹陷處。

攢竹穴：在眉毛內側眉頭處。

魚腰穴：瞳孔直上，眉毛中。

絲竹空穴：在眉尾凹陷處。

瞳子髎穴：在外眼角旁的骨性隆起後的凹陷中。

承泣穴：瞳孔直下，眼球與眶下緣之間的凹陷處。

四白穴：瞳孔直下，眶下孔處。

太陽穴：在眉梢和目外眥向後一橫指的凹陷處。

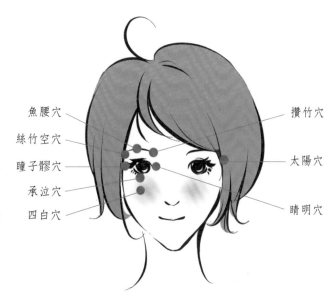

魚腰穴
絲竹空穴
瞳子髎穴
承泣穴
四白穴
攢竹穴
太陽穴
晴明穴

◎ **手法：**用雙手的拇指或中指依次點按晴明穴、攢竹穴、魚腰穴、絲竹空穴、瞳子髎穴、承泣穴、四白穴、太陽穴，每穴點按三至五下，重複二至三次。

◎ **中醫點評：**這幾個穴位都在眼睛四周，經常按摩可以促進眼部血液循環，使眼睛更加明亮。同時，這些穴位都是臉部的美容要穴，經常按壓可以減少皺紋，增加皮膚彈性。

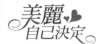

 ## 治療目疾的特效穴 —— 光明穴

◎ 取穴：光明穴是奇穴，在足外踝上5寸。

◎ 手法：屈膝，用雙手的拇指點按腿部光明穴三至五次。

 光明穴的小故事

　　光明穴顧名思義，是治療目疾的要穴。話說山西名醫陳有唐多年前下鄉巡迴醫療時，遇一名8歲女孩，因一週前發高燒，昏迷後出現暴盲，兩眼僅剩光感。他為這小女孩針下光明穴後，其母給饃竟能一把抓住，後女孩視力逐漸恢復正常。所以說，要想眼睛明亮，平時可以按按光明穴。

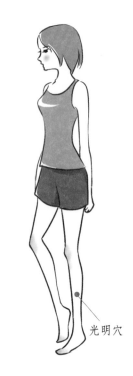

光明穴

 ## 點按預防衰老的養老穴

◎ 取穴：養老穴也是奇穴。掌心向下，用另一手指按壓在小指直上的腕骨高背上，然後掌心轉向胸部，手指滑入的骨縫中就是該穴。

◎ 手法：用拇指點按此穴三至五次。

◎ 中醫點評：養老穴是一個預防衰老的穴位。人體衰老首先表現為腳力不足和視力下降。宋代針灸巨作《銅人腧穴針灸圖經》中記載，養老穴有「治目視不明」的功效。經常刺激此穴，既可以緩解眼睛疲勞、預防老花眼，還可以治療糖尿病、落枕等疾病。

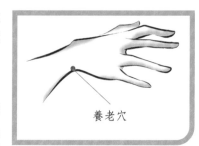

養老穴

護眼操爲你的眼神增色

　　爲了擁有顧盼生輝、眉目傳情的眼睛，戲曲舞臺上的演員們也要經常做這套護眼操。梅蘭芳先生就經常用以下方法鍛鍊自己的眼睛：

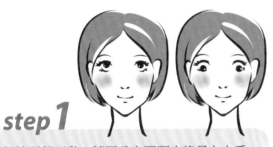

step 1

保持頭部不動，讓眼珠在眼眶中儘量向上看，再向下看，共做十次。

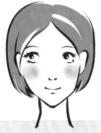

step 2

將頭部微微向左側仰，兩眼珠先向右上方斜視，再慢慢轉下，斜視右下方，共做十次。

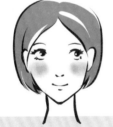

step 3

將頭部微微向右側仰，兩眼珠先向左上方斜視，再慢慢轉下，斜視左下方，共做十次。

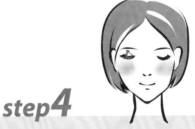

step 4

閉上眼睛，使眼球轉圈，先順時針轉，再逆時針轉，各轉八次。儘量別瞇眼。

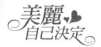
閉目養神

　　按摩後閉目養神3至5分鐘，想像自己的眼睛更明亮了。長時間用眼後，採用上面的這套方法按摩，你會發現自己的眼睛真的亮了不少呢！

美麗小秘方

如何預防乾眼症

　　現代人的工作和生活越來越離不開電視、電腦，長時間面對螢光幕，影響了雙眼的淚液分泌，經常會有眼部乾澀、眼酸、眼癢、畏光等乾眼症的症狀。要預防乾眼症，應注意以下問題：

◎ 正確地放置電腦，避免由於螢光幕反光或不清晰而造成眼部疲勞，並且每隔1小時至少讓眼睛休息一次。

◎ 切忌用眼過度，養成多眨眼的習慣，並經常讓眼睛凝視遠方，以緩解視覺疲勞。

◎ 為了減少眼睛乾澀，可適當滴用角膜營養液。如若能取得珍珠明目液或玻璃酸鈉（即玻尿酸）滴眼液清洗眼睛，為眼睛做做SPA也相當不錯。

◎ 多吃一些新鮮的蔬菜，如青菜、大白菜、空心菜、番茄及新鮮水果等，增加多種維生素的攝入。

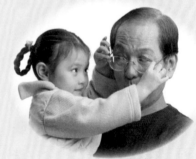

◎ 保持充足的睡眠，切忌熬夜。

◎ 多做郊外踏青、放風箏、打乒乓球等運動，既放鬆心情，又保護眼睛。

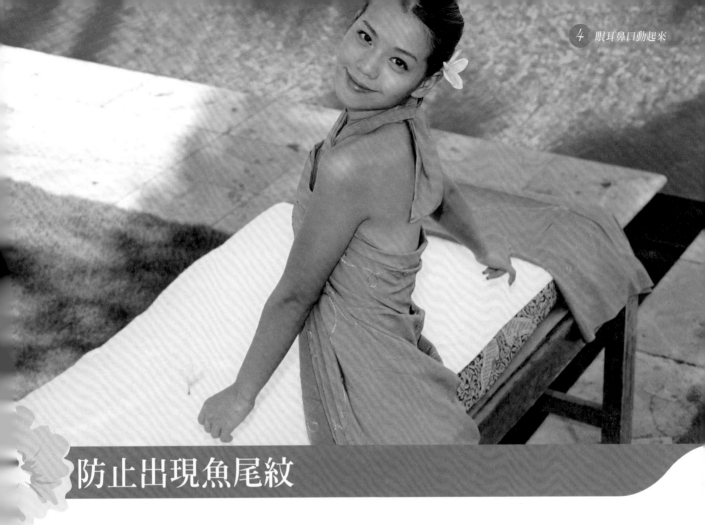

防止出現魚尾紋

　　在門診時經常有人問我：「醫生，我眼角的魚尾紋怎麼才能去得掉？」眼角的細紋總是在不經意間出賣了女人的年齡，讓雙眼顯得黯淡無神，更使整個臉部顯得衰老憔悴、風采不再，讓愛美的你心裡平添幾分煩惱，而那些吹捧得神乎其神的護膚品卻在自己臉上怎麼也看不到效果……

　　其實，在我們身上就隱藏著對付魚尾紋的秘密武器，只是我們沒有好好利用它。我們經常說的太陽穴是頭部最重要的穴位，《達摩秘方》中將揉按此穴列為「回春法」之一，有保持「青春常在，返老還童」之義 。另外，還有一些眼部周圍的穴位，經常點壓按摩可以促進眼部淋巴循環，增強局部的新陳代謝，延緩皮膚衰老，對預防眼角魚尾紋的出現有一定效果。

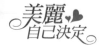

 先塗點眼霜可以讓效果更好

按摩前可以先準備一些預防眼紋的眼霜或眼部精油等配合使用，既可以刺激穴位，又可以加強眼部保養品的吸收，效果會更加明顯哦！

清潔雙手後蘸取適量的眼部保養品在眼周塗抹均勻，就開始動手吧！

 摩掌熨目

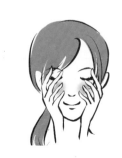

閉眼，用搓熱的掌心在上下眼皮和外眼角處，一邊吐氣一邊輕撫，上下左右各八次。

長期堅持此法，可以加速眼部氣血的運行，養目明睛，消除眼肌疲勞，預防眼周皺紋的生成。

 揉運太陽穴

◎ **取穴**：太陽穴位於由眉梢到耳朵之間大約三分之一的地方，用手觸摸最凹陷處就是。

◎ **手法**：雙手的食指和中指併攏，從眉間順著眉骨向外按摩，一直按摩到額角的太陽穴，再用中指的指腹旋轉揉運太陽穴二十次。

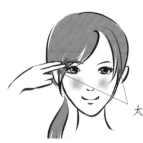

太陽穴

止痛醒腦的太陽穴

太陽穴是顳部最薄弱的地方，用力點按時疼痛感明顯，因此按摩時力度要適中，以輕微酸脹為度。當我們長時間連續用腦後，太陽穴部位往往會出現緊束或脹痛的感覺，這就是大腦疲勞的信號，這時施以按摩，效果會非常顯著。經常按摩太陽穴可以給大腦以良性刺激，可消除疲勞、振奮精神、止痛醒腦、保持注意力。

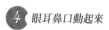

預防眼周皺紋的美容要穴 ——瞳子髎穴

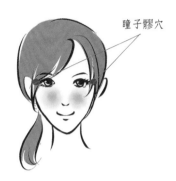

瞳子髎穴

瞳子髎穴剛好位於魚尾紋的好發部位，是預防眼周皺紋的美容要穴。經常指壓此穴，可以促進眼部血液循環，治療常見的眼部疾病，並可以去除眼角皺紋。

◎ **取穴**：此穴位於眼角外側，眶骨外緣凹陷中。

◎ **手法**：將雙手拇指指端螺紋面分別置於兩側瞳子髎穴處，按下時吸氣，還原時呼氣，以有酸脹感爲佳，重複五至七次。再以雙手中指指端螺紋面按順時針、逆時針方向揉兩側瞳子髎穴各八次。

◎ **中醫點評**：平時也可用溫灸的方法灸瞳子髎穴，每日一次，每次5至10分鐘，灸至局部溫熱舒適。經常使用該法，具有美容除皺的功效。

按摩後閉目休息3至5分鐘

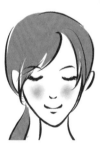

這個時候你可以舒舒服服地享受按摩過後，眼部周圍那種溫熱的感覺，想像自己眼角的皺紋被慢慢撫平。

以上按摩手法可以在每天早晚進行，也可以在中午休息時進行。

❤ 貼心小叮嚀

眼周的皮膚極薄而嬌嫩，且肌肉走向都是有一定紋理的。按摩的力度、方向不當或錯誤的按摩手法會加速皺紋的生成。正確的按摩手法可以促進局部的血液循環和肌膚彈性的修復，以及眼部保養品的吸收，從而預防和減少皺紋。因此，按摩時要注意手法輕柔和緩，提拉方向與肌肉走向一致。訣竅在於，手指的動作要與皺紋成直角。因為皺紋與肌肉走向呈直角的，手與皺紋呈直角運動，也就是要順著肌肉的走向按摩，而且力量要輕柔哦，否則會適得其反。

巧用按摩對付三角眼

　　眼部的皮膚是人體皮膚最薄、最嬌嫩的地方，加上眼部的皮脂腺與汗腺分布最少，眼周皮膚容易衰老、鬆弛，尤其是外眼角部分，很容易就出現「三角眼」。在門診時經常會看到這樣的女性，整個人看起來蒼老而沒有精神。所以，我都會提醒她們，在使用眼霜或眼部精華液的同時，試試結合抹拉瞳子膠穴和太陽穴的按摩手法，來有效地預防惱人的「三角眼」。注意哦！這和預防魚尾紋的手法不同哦！預防魚尾紋的手法上是用抹拉的方法，把下垂的眼皮輕輕往上提。

 美麗小秘方

生活中要避免的事項

◎ 避免長時間瞇起眼睛看東西或躺著看書報，否則容易使眼部肌肉持續處於緊張狀態，造成眼角細紋。

◎ 避免經常大笑或做誇張的表情，如擠眉弄眼，不要用髒手用力地揉眼睛。一般來說，表情豐富的人較容易出現細紋。

◎ 避免枕具過高或過低。由於枕具高度不合適，導致睡眠品質下降，影響臉部包括眼周肌膚的血液循環，造成皺紋的生成。一般建議枕具高度為8釐米或一個拳頭的高度。

◎ 避免快速減肥。體重突然下降，肌膚沒有足夠的時間去適應脂肪的減少，也會加速產生皺紋。

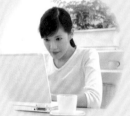

◎ 避免吸煙和不正常飲食，否則會加速肌膚氧化，導致細紋出現。

◎ 外出時儘量避免陽光曝曬，必要時可戴上太陽眼鏡，減少日照引起的眼周肌膚老化。

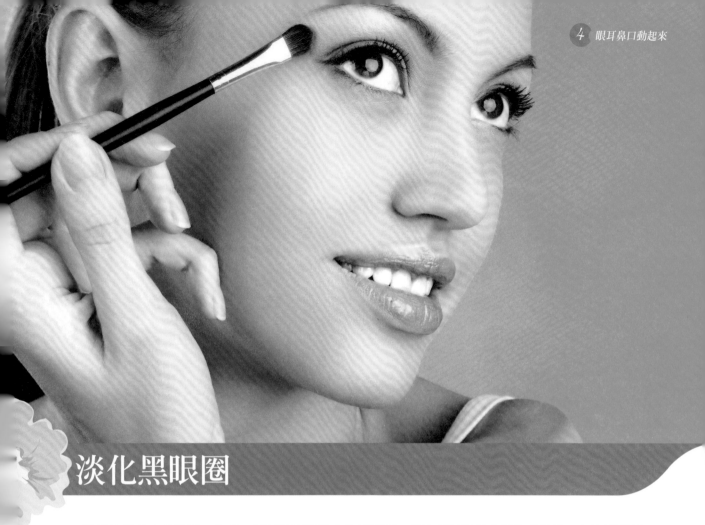

淡化黑眼圈

　　眼周的肌膚十分脆弱，熬夜、用眼過度等不良生活習慣，很容易讓眼部出現色素沉著、血液循環不佳，導致惱人的黑眼圈，大大的「熊貓眼」讓你的美麗大打折扣。

　　記得以前在針灸科實習時，發現很多面癱的病人在針灸眼部穴位的同時，黑眼圈也神奇地消失了。後來在美容科，我就經常用針灸的方法來治療病人的黑眼圈。很多病人都感覺效果很神奇，因為用了很多價格昂貴的眼部保養品都沒法解決的黑眼圈問題，在經過幾次針灸治療後卻明顯改善了。

　　其實大家平時工作忙，不用整天跑到醫院來做針灸，平時在家裡就可以透過穴位按壓的方法對付黑眼圈！

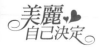

🌿 先塗抹眼霜或精油

洗臉後，在眼周均勻塗抹具有淡化黑眼圈功能的眼霜或洋甘菊精油，再開始點按眼周穴位。

🌿 揉按眼周穴位促進血液循環

◎ **取穴：**

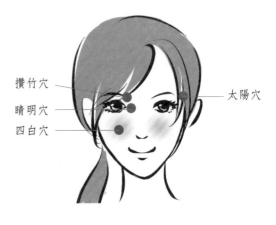

四白穴：位於眼睛正下方的凹陷處，是足陽明胃經的要穴，具有運行氣血，濡養眼部及整個臉部的作用，是解決黑眼圈、眼袋、眼周皺紋等眼部問題，以及臉部色斑、皺紋等常見的美容問題的重要穴位，因此我們也叫它「美白穴」或者「養顏穴」。經常按揉此穴，臉部血液循環順暢了，小皺紋就會消失，皮膚自然變得有光澤了。

攢竹穴：在眉毛內側眉頭凹陷處，按壓下去有酸痛感就說明你按對了。

晴明穴：在內眼角稍上方的凹陷處。

太陽穴：位於由眉梢到耳朵之間大約三分之一的地方，用手觸摸最凹陷處就是。

◎ **手法：**用雙手的中指指腹垂直按壓雙側的四白穴五至八次。攢竹穴和晴明穴的位置比較靠近，可以一起按壓，分別以中指的指腹和拇指的指腹按揉，每穴八至十次，動作要穩準、輕柔，勿按壓眼球。然後分別用兩手拇指的指腹壓住雙側的太陽穴，做回旋按摩八至十次，以感到酸脹或輕微疼痛為度。太陽穴是一個十分敏感的穴位，穴內有豐富的神經、血管束，按揉時要力度適中，以揉按後有明顯的輕鬆舒適感為佳。

◎ **中醫點評：**眼睛過度疲勞時，眉心和眼睛會感到非常脹痛不適，透過揉按以上穴位，可以促進氣血運行，很好地緩解視疲勞，預防黑眼圈的出現。知道嗎？攢竹穴和晴明穴也是我們小時候做眼保健操時的重要穴位。

刺激消除黑眼圈的特效穴

在臨床上我就發現，有黑眼圈的人除了會有失眠的問題外，很多女性還有盆腔炎症或痛經、月經不調等婦科疾患。根據中醫理論，「有諸內必形諸外」，肝、脾、腎的功能失調，導致很多女性出現婦科疾患，表現於外就是黑眼圈、眼袋以及各種色素斑的出現。因此，要想從根本上解決黑眼圈問題，在眼部按摩的同時，還需經常按壓肝俞穴、脾俞穴、腎俞穴、三陰交穴等，可以有效地刺激經脈氣血的運行，減少黑眼圈的出現。

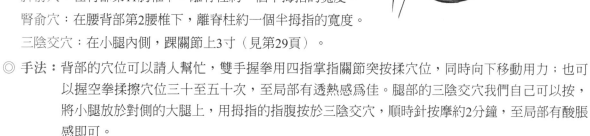

肝俞穴
脾俞穴
腎俞穴

◎ 取穴：

　　肝俞穴：在背部第7胸椎下，離脊柱約一個半拇指的寬度。

　　脾俞穴：在背部第11胸椎下，離脊柱約一個半拇指的寬度。

　　腎俞穴：在腰背部第2腰椎下，離脊柱約一個半拇指的寬度。

　　三陰交穴：在小腿內側，踝關節上3寸（見第29頁）。

◎ 手法：背部的穴位可以請人幫忙，雙手握拳用四指掌指關節突按揉穴位，同時向下移動用力；也可以握空拳揉擦穴位三十至五十次，至局部有透熱感為佳。腿部的三陰交穴我們自己可以按，將小腿放於對側的大腿上，用拇指的指腹按於三陰交穴，順時針按摩約2分鐘，至局部有酸脹感即可。

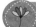
美麗小秘方

自製面膜，輕鬆化解「熊貓眼」

在穴位按摩的同時，還可以利用身邊的原料自製眼膜，會有不錯的收穫哦：

◎ 將蘋果切片後敷於黑眼圈處，大約敷10分鐘，每天一至二次。

◎ 將泡過的紅茶包曬乾，然後用涼水浸濕，敷於黑眼圈部位，大約敷5分鐘。

◎ 將馬鈴薯切片後敷於黑眼圈處，約10分鐘，每日一次。

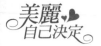

掌揉眼睛

閉眼後，將雙掌的掌根部放在眼睛的周圍，在眼睛的上方、下方、外側輕輕地揉按，來回三至五次。注意手法要輕柔哦！可別揉壞了眼睛。

熱掌沐眼

這是眼部保養不可缺少的步驟。閉上雙眼，將搓熱的掌心蓋在雙眼上輕輕按揉，反復三至五次，結束按摩。

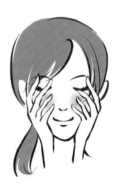

貼心小叮嚀

在堅持穴位按摩的同時，預防黑眼圈還要注意以下問題：

◎ 生活規律，勞逸結合，不熬夜。

◎ 心態平和，情緒穩定，七情暢達。

◎ 加強體能鍛鍊，多運動。

◎ 積極治療慢性消耗性疾病和婦科疾患。

◎ 眼部卸妝一定要乾淨徹底，以免化妝品中的色素沉澱。

◎ 經常用熱毛巾敷眼，尤其是在熬夜、休息不夠的時候，在睡醒後立即使用，效果更好。

◎ 注意飲食調養，多吃富含維生素C和鐵的食物。每天喝一杯胡蘿蔔汁或番茄汁，或者紅棗湯，可以淡化黑眼圈。

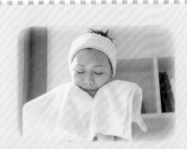

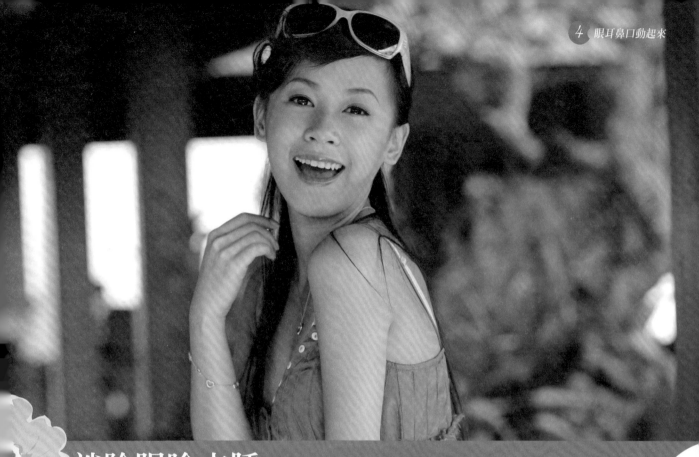

消除眼瞼水腫

　　很多女性朋友都有眼瞼水腫的煩惱，尤其是經常對著電腦工作和熬夜的人，眼睛會很容易就感到疲憊且腫脹，整個人看起來沒有精神。腫腫的眼皮，給人沒睡醒的感覺，而且日久之後容易變成永久性的眼袋。曾經有一位20來歲的女病人，給我的印象特別深刻。她最初是因為月經總是推遲來調理月經的，在和她接觸的過程中發現，她每次月經來的前幾天，眼瞼水腫就特別明顯，她自己也很苦惱。

　　其實，解決這個問題並不難，在口服中藥的同時，我讓她在月經來之前的一周試試穴位按摩，很快她就告訴我眼睛水腫的情況好多了。這個操作的方法很簡單，有眼瞼水腫煩惱的你也可以嘗試一下，會有驚奇的發現哦！

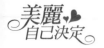

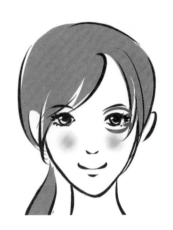

🌸 安撫上下眼瞼

　　將中指指腹的螺紋面緊貼上眼瞼的皮膚，由內眼角至眼尾方向輕輕地安撫眼部肌肉，重複五至十次。再以同樣的方法安撫下眼瞼。

　　眼瞼處的組織較為疏鬆，細胞水腫後會有非常明顯的腫脹緊繃感，透過指腹的安撫，可以有效放鬆眼周的肌肉。

🌸 按壓眼周穴位促進水液代謝

　　藉由按摩和點按刺激眼周的穴位，可以很好地促進眼周肌膚的淋巴循環和水液代謝，有效消除由各種原因造成的眼部水腫。

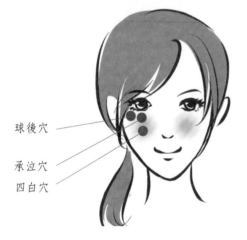

球後穴
承泣穴
四白穴

◎ **取穴：**

承泣穴：在眼球正下方，眼眶下緣。

球後穴：在臉部，眼眶下緣外四分之一與內四分之三交界處。經常按壓刺激該穴位，可以改善視力、消除疲勞和泡泡眼。

四白穴：在承泣穴正下方，眶下緣之凹陷處。經常按壓刺激此穴，可以消除眼部水腫，增加肌膚彈性。

◎ **手法：**以上三個穴位都是用中指的指腹輕輕按壓五至八次。

刺激消除水腫的特效穴

除按摩眼周的穴位外，根據我多年的臨床經驗，還要配合按摩身體上其他具有改善脾胃功能的穴位，如背部的脾俞穴、腰背部的腎俞穴和腿部的足三里穴等，以加快體內水分代謝，消除眼部的水腫。

◎ **取穴：**

脾俞穴：在背部第11胸椎下，離脊柱約一個半拇指的寬度（見第69頁）。

腎俞穴：在腰背部第2腰椎下，離脊柱約一個半拇指的寬度（見第69頁）。

足三里穴：雙腿屈曲時，可以看見膝關節外側有一塊突起的小骨頭，這下面的凹陷處就是外膝眼。足三里穴在外膝眼下約四個橫指的距離，按之有明顯的酸脹感。

◎ **手法：**背部的穴位可以自己找，或是請親人、朋友來幫助按壓。你可以採取坐位或立位，找到背上相應的脾俞穴和腎俞穴，握拳，用食指掌指關節突按揉該穴位，也可以握空拳揉擦穴位三十至五十次，至局部有透熱感。腿部的足三里穴可以自己來按，用雙手的拇指指腹交替按摩同側的足三里穴，至局部有酸脹感即可。

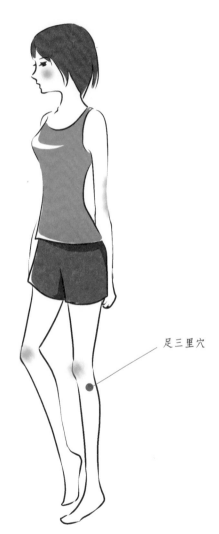

足三里穴

❀ 眼部畫圈

　　用無名指從下眼瞼的外眼角開始，以畫小圈的方式朝內按壓，重複三至五次，可以促進眼部血液循環。

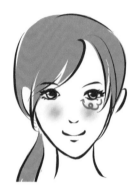

❀ 熱掌沐眼

　　閉上雙眼，將搓熱的掌心蓋在雙眼上，輕輕按揉，反覆三至五次，可以增強按摩的效果。

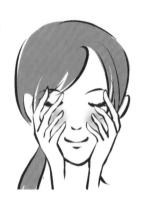

中醫鏈結理論 —— 脾與腎

　　根據中醫理論，脾主運化水濕，腎主水分代謝，脾、腎功能正常與否與水腫的發生有密切關係。以足三里穴為例，我有一位減肥的女病人，是典型的水腫型肥胖，人看起來很臃腫，早晨起來經常眼睛腫腫的。在針灸減肥治療的同時，我就教她在家裡每晚用艾條灸腿上的足三里穴。堅持了大概一個月的時間，她的體重減輕了很多，水腫也消失了。後來我就經常推薦這個方法給水腫的病人朋友使用。

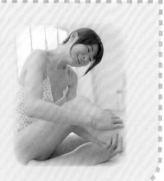

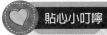

貼心小叮嚀

　　有些由先天遺傳或疾病造成的眼瞼水腫，是無法透過按摩來消除的，需要到醫院做徹底的檢查與治療，或者是透過美容整形等方法得到改善，如：

◎ 遺傳或是天生皮下脂肪較多，看起來眼瞼腫脹較明顯者。

◎ 各種腎臟疾病導致水分代謝障礙而使眼瞼水腫，這種情況一般還伴有其他部位的水腫。

◎ 接觸某些致敏的食物或灰塵、花粉等，或使用眼霜後誘發的過敏反應，引起嚴重的眼部水腫者。

美麗小秘方

自製眼膜，輕鬆緩解眼瞼水腫

　　在按摩的同時，再嘗試以下方法，效果會更好：

◎ 用冰鹽水敷眼：將經過冰箱冷藏過的鹽水取出，用紗布或化妝棉充分蘸取後（以不滴水為度）敷於雙眼上，持續10至20分鐘。冰鹽水有很好的收縮作用，可以讓眼部水腫很快減輕。

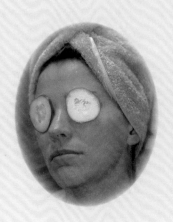

◎ 用喝剩的茶包敷眼：將喝剩的茶包（紅茶除外）泡在冰水中，稍微擰乾後，敷在眼部15至20分鐘，可以有效對抗眼部水腫。

◎ 用小黃瓜片或冰鎮牛奶敷眼，也可以減輕眼部水腫。

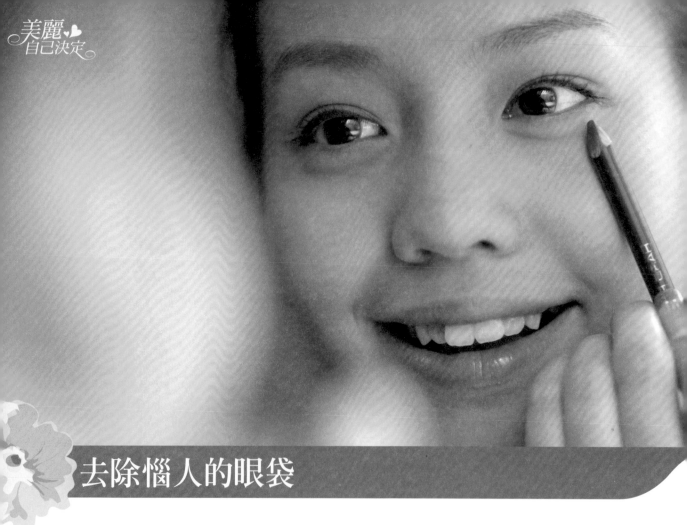

去除惱人的眼袋

　　眼袋的出現是時尚美眉最害怕的，鬆弛下垂的眼袋讓人感覺一下子蒼老了很多。大家都知道，去除眼袋最有效的辦法是透過美容整形手術來解決，但是手術畢竟有適應的問題和一定的風險，況且對於大多數年輕的女性來講，眼袋不是很明顯，眼周組織的彈性尚可，這時還是以預防眼袋進一步加重為主。

　　中醫理論認為，眼袋的形成多是脾腎虧虛，眼瞼失養所致，透過局部和全身的穴位按摩就有很好的預防作用。我的外婆精通醫術，當年就很喜歡早晚敲打眼周和身體的穴位，80多歲的時候，紅光滿面的，氣色特別好，除了眼角幾條皺紋外，眼袋一點都不明顯。

　　我們也趕快動起手來，透過穴位按摩來打響對抗眼袋的反擊戰吧！

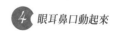

運眼球

　　閉上雙眼，兩隻眼球按順時針和逆時針方向各滾動1圈，重複三至五次。經常運眼球，可以有效緩解視疲勞，預防眼袋形成。

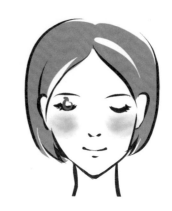

點按眼周穴位促進氣血運行

　　按摩前先清潔雙手，搓熱掌心就可以開始了。

◎ **取穴：**

　　睛明穴：在內眼角稍上方凹陷處。

　　攢竹穴：在眉頭凹陷處。

　　太陽穴：在眉梢與外眼角延長線交叉處，向後約一橫指的凹陷處。

　　魚腰穴：瞳孔直上，眉毛連線的中點。

　　四白穴：瞳孔直下，眼睛正下方的凹陷處。

◎ **手法：**以中指的指腹分別點按睛明穴、攢竹穴、太陽穴、魚腰穴、四白穴，手法要輕重適宜，以局部有酸脹感為佳，每穴點按2至3分鐘。

◎ **中醫點評：**經常點按眼周穴位，可以促進眼部代謝和氣血運行，使你遠離眼袋的困擾。

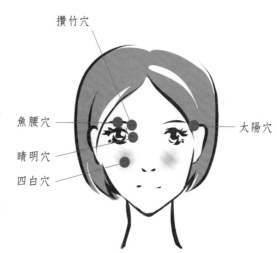

攢竹穴

魚腰穴

睛明穴

四白穴

太陽穴

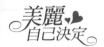
刺激去除眼袋的特效穴

　　眼袋比較明顯的人大多是由皮膚鬆弛加上眶下脂肪的脫垂引起的。中醫的五輪學說認為，眼瞼為「肉輪」，在臟屬脾，所以眼袋深的人要經常刺激改善胃腸功能的足三里穴和脾俞穴，以健脾、胃。同時，人體衰老、腎氣漸虧、眼瞼失養，也會加速眼袋的出現。因此在眼部按摩的同時，也不妨刺激刺激腎俞穴，可以有效地預防眼袋的過早出現。

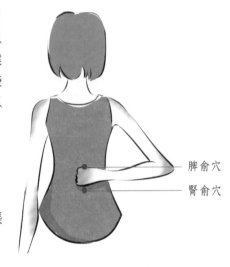

脾俞穴
腎俞穴

◎ 取穴：

　　脾俞穴：在背部第11胸椎下，離脊柱約一個半拇指的寬度。

　　腎俞穴：在腰背部第2腰椎下，離脊柱約一個半拇指的寬度。

　　足三里穴：在外膝眼下約四橫指的距離，按之有明顯的酸脹
　　　　　　　感（見第73頁）。

◎ 手法：

　　背部的穴位可以請別人來幫忙按壓。你可以採取坐位或立位，請你的朋友找到背上相應的穴位，握拳，用食指掌指關節突起部位按揉該穴位；也可以握空拳揉擦穴位三十至五十次，至局部有透熱感。腿部的足三里穴可以自己來按，用雙手的拇指指腹交替按摩同側的足三里穴，至局部有酸脹感。

抬眉

　　閉上眼睛，盡可能地抬高眉毛，堅持5秒，反復三至五次。

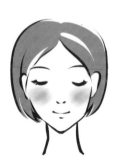

抬眼

　　保持頭部不動，眼睛盡可能地向上看1分鐘，再向左右方向各看1分鐘。

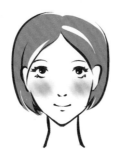

 遠眺

　　睜大眼睛，眺望遠方。

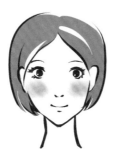

美麗小秘方

預防眼袋的注意事項
◎ 保持健康的身體，延緩衰老是
　 預防眼袋的關鍵所在。
◎ 保有充足的睡眠。
◎ 調節情緒，使心胸寬闊，避免
　 長時間哭泣。
◎ 選擇合適的眼部保養品。

 貼心小叮嚀

　　現在網上流行一種說法，就是在眼周塗抹痔瘡膏來消除眼袋或黑眼圈，不少愛美的女孩都躍躍欲試。姑且不論這種方法的效果如何，但是盲目地在眼周塗抹痔瘡膏肯定有一定的副作用，因為一般的痔瘡膏對皮膚有一定的刺激性，而眼部皮膚較薄較細，隨便在眼睛周圍塗抹，如果不慎進入眼睛，會造成眼角膜、結膜損傷發炎，將得不償失。而且，痔瘡膏中含有的爐甘石、人工牛黃等成分，在大面積使用時，容易造成皮膚過敏，導致眼睛周圍的皮膚出現紅腫、脫皮的狀況。

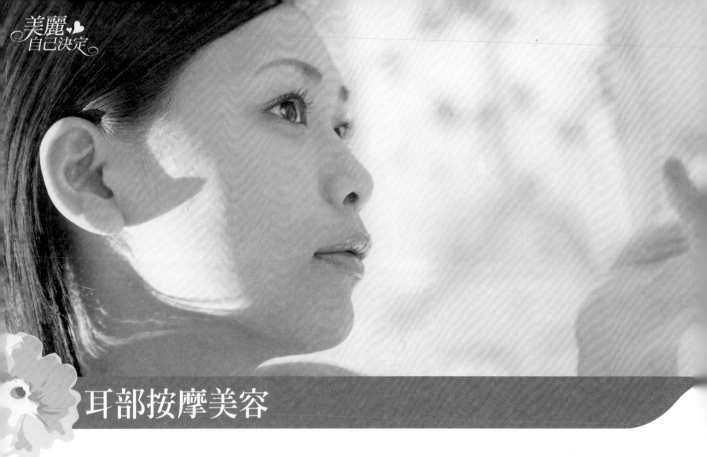

耳部按摩美容

　　相較於臉部其他器官來說，耳朵或許是我們平時最不注意保養的。大多數愛美的女孩僅知道戴一副漂亮的耳環可以為自己增色，但她們不知道，其實耳朵就是一個縮小的人體，耳朵保養好了，對全身都有好處。

　　《黃帝內經》云：「耳者，宗脈之所聚。」小小的耳朵內暗藏玄機，它和全身的各個組織器官都有著一定的聯繫。我們人體的內臟器官在耳朵上都有相應的反應點，一旦內臟器官出了毛病，耳上的某個特定部位就會有相應的反應，因此我們可以透過刺激耳部的反應點來判斷和預防內臟的疾患。另外，「腎主藏精，開竅於耳」，耳是腎的外部表現；「耳堅者腎堅，耳薄不堅者腎脆」，耳廓較長，耳垂組織豐滿，在一定程度上是腎氣足的一種象徵。經常進行一些雙耳的按摩，可以起到健腎壯腰、養生延年的作用。

　　因此，真正愛美的女孩是不能忽視耳朵的保健作用的，它能讓你的美麗由內而外。

🌸 提拉耳尖

◎ **取穴**：耳尖就是耳的最高點，主要分布有盆腔、生殖系統，以及足、踝、膝、髖等下肢部位的反射區。

◎ **手法**：先用雙手拇指和食指相對用力揉捏雙耳上部，然後再往上提拉十五至二十次，直至該處充血發熱。

◎ **中醫點評**：藉由按摩刺激耳尖，可以幫助我們保持生殖系統和下肢的健康，預防一些皮膚病如蕁麻疹、扁平疣等，還可以消除抑鬱、對抗青春痘。據說戴安娜王妃和超級名模凱特‧摩斯都透過經常刺激耳尖來達到美容保健的目的。

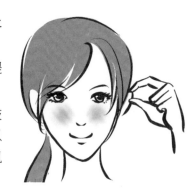

🌸 上下按摩耳輪

◎ **取穴**：耳輪是耳的外部輪廓，主要有頸椎、腰椎、胸椎、腰骶椎、肩、肘等部位的反射區。

◎ **手法**：先按摩耳輪並向外拉，以食指貼住耳廓內層，拇指貼住耳廓外層，不分凹凸高低處，沿耳輪上下來回按壓、揉捏，使之發熱、發燙，然後再向外拉耳朵十五至二十次。

◎ **中醫點評**：如果我們在按摩中發覺有痛點或結節等反應，則表示對應的器官組織有可能健康不佳，可適度多捏揉，以促進好轉。

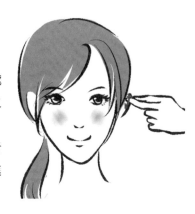

♥ 貼心小叮嚀

　　有些愛美的女孩為了追求時尚，在穿耳洞時會要求在她的耳輪也扎上一排，其實這是非常危險的，因為耳輪是由軟骨組成的，如果不慎穿傷，會造成感染，所以我們不提倡在耳輪上穿耳洞。

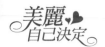

🌸 下拉耳垂

◎ **取穴**：耳垂是女孩們最重視的部位了，漂亮的耳垂豐滿圓潤，戴
上耳環更是平添幾分嫵媚。耳垂處的反射區有頭、額、
眼、舌、牙、面頰等。

◎ **手法**：先將耳垂揉捏、搓熱，然後再向下拉十五至二十次。

◎ **中醫點評**：經常揉捏拉扯耳垂，可以促進臉部的氣血運行，駐顏
抗衰。

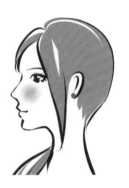

拉耳垂使眼睛更明亮

　　耳垂上有一個穴位叫眼穴，就在耳垂的正中，也就是我們穿耳洞的位置。我們平時空
閒的時候多拉拉耳垂，刺激這個穴位，可以使眼睛更明亮。

🌸 按壓耳窩

◎ **取穴**：耳窩是耳朵的正面凹陷處。外耳道開口邊的凹陷處有心、肺、氣管、三焦等部位的反射區，
上邊的凹陷處有脾、胃、肝、膽、大腸、小腸、腎、膀胱等部位的反射區。

◎ **手法**：先按壓外耳道開口邊的凹陷處，按壓十五至二十下，直至有明顯發熱、發燙感；然後再按壓
上邊的凹陷處，來回摩擦、按壓十五至二十次。

◎ **中醫點評**：按壓耳窩可以幫助我們保健臟腑，預防內臟疾病的發生。

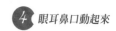

🌸 推耳根

◎ **取穴**：耳根就是耳垂靠近臉部的位置。

◎ **手法**：用食指和中指沿著下耳根向上耳根推，即中指放在耳前，
食指放在耳後，兩手指都要用勁向上推四十至五十次。

◎ **中醫點評**：按此法推後不但會使耳部發熱，就連臉部、頭部也有
明顯發熱的感覺。推耳根對健腦和治療頭痛、頭昏、
神經衰弱、耳鳴等都有非常好的療效，而且還有明顯
的美容效果。

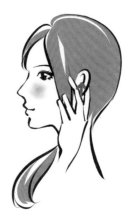

　　上面這套耳部按摩保健方法，我們可以在每天睡覺前和起床後
各做一次，長期堅持，既可以防病治病，又可以美容健身。

🌼 美麗小秘方

按摩耳廓讓頭髮烏黑亮麗

　　耳廓上分布有上百個穴位，每天早晨起床後及晚上臨睡前，用右手過頭頂輕輕牽拉左
耳二十餘次，再以左手過頭頂牽拉右耳二十餘次，如此反復多次，持之以恆，你會發現自己
的頭髮變得烏黑亮麗。

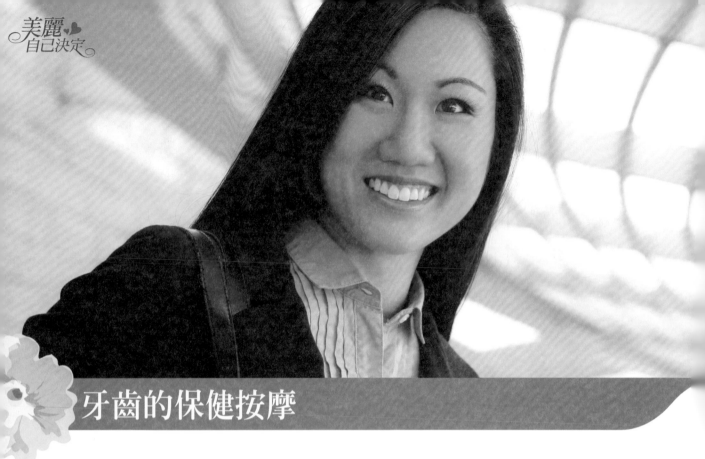

牙齒的保健按摩

　　如果一個漂亮的女孩開懷大笑的時候露出黃黃的牙齒，或者是一個精神帥氣的小夥子說話時帶著濃重的口臭，都會讓人好感頓減，可見牙齒和口腔的保健是多麼的重要。

　　從美觀角度來說，潔白清潔的牙齒、粉紅色的牙齦讓人賞心悅目；清新的口氣讓人倍感溫馨。現在市場上各種各樣的牙膏和口氣清新劑的確能讓人神清氣爽，但是這些都是借助外力來達到的，效果不可能持久。現代人崇尚自然之美，追求由內而外的美，那麼就不能忽視牙齒的按摩和保健。「百物養生，莫先口齒。」和耳朵一樣，保護好牙齒，不僅能延緩衰老，還能強身健體、預防疾病。很多老中醫都特別講究養生，以廣東省著名中醫專家、「國醫大師」鄧鐵濤教授為例，他每日叩齒鼓漱、習練八段錦等，迄今90多歲高齡，仍耳聰眼明，思維清晰。

　　根據我多年的臨床經驗，每天堅持做下面這套牙齒保健操，不僅能讓你牙齦堅固，口齒生津，緩解各種牙病，而且能強身健體，延緩衰老。

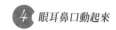

深呼吸放鬆

取舒適坐姿，將意念集中在自己的呼吸上，做腹式呼吸，深長而緩慢地吸氣並鼓起腹部，屏氣3秒後將氣緩慢地吐出，收緊腹部。如此反復做九次。

做腹式呼吸時要用鼻吸氣，舌舔上顎，用口呼氣，同時舌放下。如此一呼一吸八、九次。呼吸時，要逐漸做到悠緩細勻、綿靜細長，以舒適自然、輕鬆愉快爲度，此功有很好的鎮靜放鬆作用。

鼓漱使口內生津

閉口鼓腮，咬牙，用兩腮和舌頭做漱口動作，連續三十六次，然後將口內津液分三次慢慢咽下。口內津液又叫「長生酒」。唐代大醫學家孫思邈在其《千金要方》中提及：早晨起來後，閉口並舌抵上顎，磨牙三十六下，將唾液分三次咽下，稱爲「自飲長生酒」。此法可按摩牙齦、保護牙齒、強身健體、減少口腔疾病，尤其是牙病的發生，同時還能使臉部肌肉豐滿，不易鬆弛下垂。

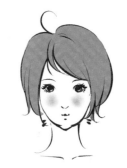

駐顏抗衰的承漿穴

承漿穴位於口唇下頦唇溝的正中凹陷處，名爲承漿，指口內承受漿液。按壓刺激承漿穴你會感覺口齒生津。口中漿液，被古代養生家稱爲瓊漿玉液，又叫「長生酒」，經常吞咽口內漿液或用之塗面，有很好的駐顏抗衰的功效。

固齒防皺的頰車穴

咬緊牙關，在下頷角處可以摸得到高高隆起的地方就是頰車穴所在。頰車穴是預防老年人牙齒鬆動的固齒穴，對於預防牙齒疼痛，尤其是上齒痛效果最好。經常按揉此穴，還可以預防口角皺紋，尤其是法令紋的出現。

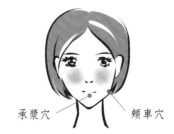

承漿穴　　　　　頰車穴

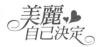
叩齒功強腎健齒

「朝暮叩齒三百六，七老八十牙不落。」叩齒，也叫「叩天鐘」，是古代盛行的一種養生術。每天早晚上下牙齒反復相互咬叩六十至三百六十次，能強健牙齒。

根據中醫理論，腎主骨，腎氣實則齒更髮長。經常叩齒，能使經絡暢通，強腎固精。堅持每天叩齒，還可以促進臉部血液循環，增加大腦的血液供應，使皺紋減少，起到延緩衰老的作用。

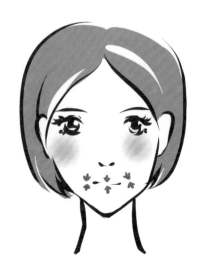

口外按摩牙齦

輕閉口唇，用雙手的手指壓在上下唇和腮部，做揉捏動作。每個部位按摩十餘次，從牙根往牙冠方向。

口內按摩牙齦

消毒雙手，將食指蘸鹽按摩牙齦，先上後下，從左至右按摩，每個部位按摩十餘次後再換另一個部位。

舌頭按摩牙齦

讓舌頭自上而下，自左而右，自內而外地舔壓按摩牙齦和牙齒。此法也叫「攪海」，是古代盛行的養生保健法之一，有清潔牙齦、促進血液循環的作用；長期堅持，可以預防各種牙病，減少齲齒的發生。

預防口臭的大陵穴

　　口腔疾病、胃腸道疾病、呼吸道疾病等一大堆的問題均可引起口臭，讓你「難以啓齒」。不用著急，在人體的諸多穴位中，有一個治療口臭的特效穴——大陵穴，位於手腕橫紋的中點，屬於手厥陰心包經。

　　中醫理論認爲，口臭源於心包經積熱日久，灼傷血絡，或由於脾虛濕濁上泛所致。大陵穴最能瀉火祛濕，沒事時經常按摩此穴位3至5分鐘，可有效緩解口臭，讓你吐氣如蘭。

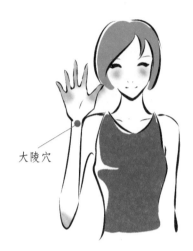

大陵穴

 美麗小秘方

如何預防口臭

◎ 積極治療原發病。對於可引起口臭的疾病，如口腔疾病、消化系統疾病、呼吸系統疾病等，要積極進行相應的治療。

◎ 注意口腔衛生。每天晨起、睡前和飯後認真地刷牙漱口，必要時用牙刷或潔淨的毛巾輕柔地刷除舌苔。

◎ 戒煙戒酒，清淡飲食。避免吃生冷、刺激性大、有臭味（如蒜、蔥、韭菜、臭豆腐等），及不易消化的、油膩的食物。

◎ 生活作息規律，保持心情舒暢，多做運動。

◎ 經常喝綠茶或口含薄荷葉也可減輕口臭。

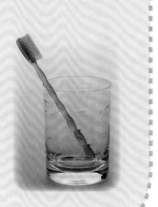

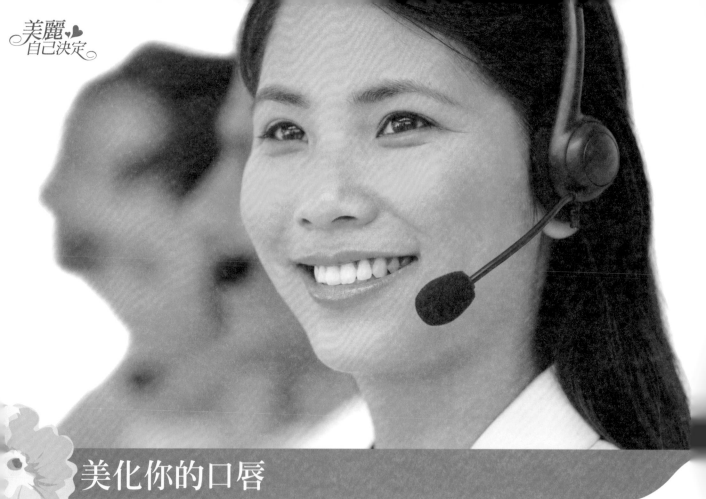

美化你的口唇

　　「神在雙目，情在口唇。」飽滿紅潤的口唇加上微微上翹的嘴角，顯得溫婉可人，洋溢著青春和活力。隨著時代的進步，中國人的審美觀也在不斷變化，過去我們崇尚櫻桃小口，現在則是羨慕像安吉莉娜裘莉那樣豐滿性感的雙唇。但不管怎樣，口角下垂和口周的嘴紋都不是我們願意看到的。

　　口唇部由於活動頻繁，臉部的表情和咀嚼活動都會導致口周皮膚鬆弛，出現口角下垂，甚至形成放射狀的皺紋，使人看上去顯得蒼老、沒有活力。如何能告別嘴角皺紋，再現迷人笑容？養成經常按摩的習慣是展平口周皺紋的最佳方法。藉由手法刺激，可以改善皺紋局部的血液循環，排除營養物質輸送障礙，增強皮膚細胞的活力，從而抗衰除皺。

口周畫圈

　　張開嘴巴保持"O"形，以一手中指指腹稍用力沿口周順時針畫小圈按摩五至八次，再逆時針按摩五至八次。按摩時注意經過兩側口角時可稍用力上提。

　　口周肌肉呈環形分布，順著肌肉的紋理按摩，可以有效預防口角下垂和口周皺紋產生。

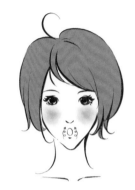

預防口角下垂的特效穴——地倉穴

◎ **取穴**：地倉穴位於口角外側，在口裂線與瞳孔直下的交點上。

◎ **手法**：用雙手的中指指腹分別揉按兩側的地倉穴八至十次。

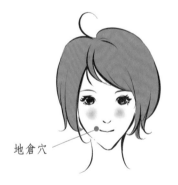

地倉穴

緊實肌膚的地倉穴

　　「倉，藏也，藏穀物也。」顧名思義，地倉穴是長在嘴邊的健脾大穴。「脾主肌肉」，經常按摩刺激此穴，可以健脾胃，緊實肌膚，預防口角下垂。

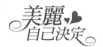

 點按承漿穴和人中穴增效

◎ 取穴：

承漿穴：位於口唇下頷唇溝的正中凹陷處。

人中穴：在人中溝的上三分之一與下三分之二交點處。此穴既可以用來預防口周皺紋的出現，還是一個急救用穴，就像緊急時撥 "119" 一樣，是人體在昏迷、休克狀態下的保護神。經常刺激此穴，還可以促進消化吸收，是一個多功能用穴。

◎ **手法**：以雙手的食指指腹上下交替點按人中穴和承漿穴，反復五至八次。

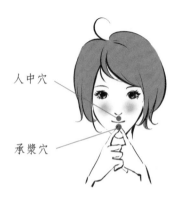

人中穴

承漿穴

 拉抹口角對抗引力

咧嘴微笑，揚起嘴角，以雙手的食指與中指斜向上交替提拉兩側的口角八至十次。此法可以對抗地心引力導致的口角下垂。

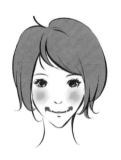

♥ 貼心小叮嚀

俗話說：「微笑是最好的美容品。」我們在微笑的時候口角總是微微上翹的，因此美容醫生提醒各位愛美的人，每天保持微笑！即使今天沒有使你開心的事，你自己也要對著鏡子做出微笑的樣子，揚起嘴角，咧嘴微笑，告訴自己你是最棒的！

鼓腮強化腮部肌肉

鼓起腮部，好像口裡含著氣的樣子，用雙掌掌心輕輕拍打腮部，換氣後再來第二次。如此反復三至五次。透過此法，可以促進口周的氣血循環，恢復肌肉彈性，預防口角下垂。

以上按摩手法，我們可以在早晚使用護膚品後使用，既可以增加護膚品的有效吸收，又可以刺激口周經絡穴位，對於預防口周皺紋的產生有事半功倍的效果。

保持「烈焰紅唇」的特效穴

「朱唇一點桃花殷。」殷紅鮮潤的紅唇從古至今都是男人的最愛，現代女性更是借助各種唇膏、口紅，將「烈焰紅唇」演繹到極致。鮮紅潤澤的嘴唇有賴於氣血的充盈。人體有很多補益氣血的穴位，如足三里穴、脾俞穴等，經常刺激按摩這些穴位，可以有效地潤澤唇部。

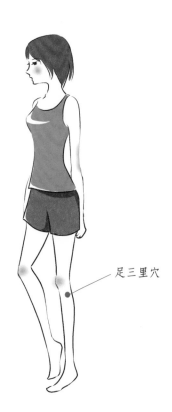

足三里穴

◎ 取穴：

　足三里穴：在外膝眼下約四個橫指的距離，按之有明顯的酸脹感。

　脾俞穴：在背部第11胸椎下，離脊柱約一個半拇指的寬度（見第69頁）。

◎ 手法：具體操作時，背部的脾俞穴可以請人幫忙，用食指掌指關節突按揉穴位；也可以自己握空拳揉擦穴位三十至五十次，至局部有透熱感。腿部的足三里穴可以自己來，用雙手的拇指指腹交替按摩同側的穴位至局部有酸脹感即可。

晚上臨睡前，我們可以多按摩以上穴位，長期堅持，就可以輕鬆擁有殷紅鮮潤的口唇。

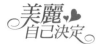

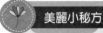 **美麗小秘方**

美唇小竅門

　　每到冬天，很多美眉都會出現口唇乾裂的情況，嚴重者甚至會出血。現在市場上也有各種各樣的護唇膏，但是究竟哪一種護唇膏更好呢？沒有一個人能說得清楚。所以我建議大家還是使用天然維生素來治療，方法是每天早晚用一顆維生素E膠囊，用針刺破後邊抹邊吃，幾次就可以痊癒。

貼心小叮嚀

要想擁有豐滿滋潤的嘴唇，日常生活中要注意以下幾點：
◎ 保持充足的睡眠和愉悅的心情。
◎ 避免誇張表情，如大笑、撇嘴等。
◎ 避免舔唇、咬唇等不良習慣。
◎ 多食富含膠原類物質的食物，如豬皮、雞爪等。

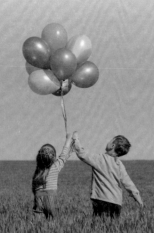

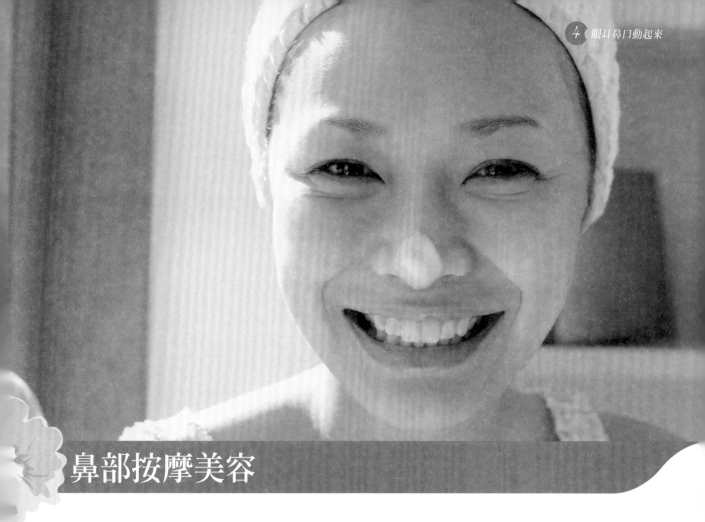

鼻部按摩美容

　　鼻子的位置在臉部中央，鼻子周圍的瑕疵是與人見面時最易於被察覺的。很多年輕女孩都有黑鼻頭的困擾，光潔的臉上頂著泛滿油光的鼻子，上面還布滿很多的黑頭，真讓人著急，連上妝都很難遮掩掉。還有那令人尷尬的紅鼻子，不僅影響美觀，嚴重的還會發生感染。

　　又比如鼻唇溝皺紋雖然在年輕的臉龐上難覓蹤影，只有在笑、撅嘴、鼓腮時才會出現，但隨著年齡的增長，臉部肌肉越來越鬆弛，鼻唇溝也越來越明顯，讓人感覺一下子衰老了很多……與其等到這些煩惱出現時再感嘆「歲月催人老」，還不如趕快動起手來，拯救你的青春容顏。

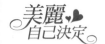

將黑頭驅除出境的特效穴 —— 陰陵泉穴

黑鼻頭通常也叫黑頭粉刺，有人很喜歡用手擠，結果是毛孔越擠越大。網路上介紹了各種治療方法，有用鼻貼、用食鹽、用飯糰、用嬰兒油、用珍珠粉等等，但是這些方法往往治標不治本。按摩陰陵泉穴則可以從根本上控制水油平衡。

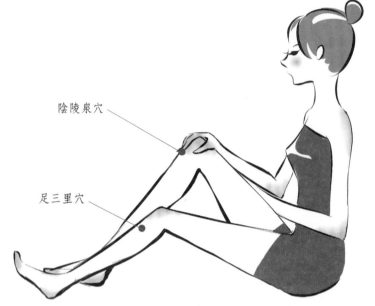

◎ **取穴**：膝蓋內側橫紋往下，會摸到一個突起的骨頭，沿著骨頭的下方摸，會摸到一個凹陷的地方，這就是陰陵泉穴。

◎ **手法**：每天用手指按揉10分鐘以上。

◎ **中醫點評**：中醫認為，黑頭粉刺是由於濕熱引起的，而陰陵泉穴可以去濕健脾，是治療黑頭的有效穴位。按摩陰陵泉穴，能把體內的濕氣和毒氣排出。如果你體內有脾濕，按這兒會很疼，但是堅持按揉，你會發現疼痛在逐漸減輕，這說明你的脾濕在好轉。

另外，你也可以配合按摩足三里穴來增強效果（足三里穴的取穴和手法見第73頁）。長期堅持按摩這兩個穴位，你會發現自己的黑鼻頭沒了，原來油膩膩的皮膚也光潔起來了，氣色比過去好多了。

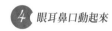

 ## 消除紅鼻子之特效穴 —— 鼻環穴

　　「紅鼻子」或「紅鼻頭」是酒渣鼻的俗稱。輕的只有毛細血管擴張，局部皮膚潮紅，油脂多；嚴重一點的，鼻尖上會出現紅色小丘疹、膿皰；更嚴重的會有鼻部肥大、毛孔粗大而形成鼻贅，嚴重影響臉部美觀。我們可以選擇鼻環穴放血進行治療。

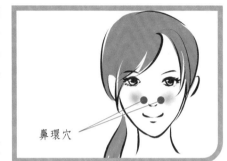

鼻環穴

◎ **取穴**：鼻環穴位於鼻翼半月形紋之中點。

◎ **手法**：常規消毒鼻部後，用三棱針在雙側鼻環穴周圍挑刺放血，將暗紫色的淤血擠除，結束後局部塗抹金黴素藥膏等預防感染。此法每週二次，至鼻部潮紅消失即可。

◎ **中醫點評**：鼻環穴放血是治療酒渣鼻的特效方法之一。中醫認為，酒渣鼻的發生與飲食不節制、脾胃積熱有很大的關係，所以要放血瀉熱。這個方法我們一般不提倡自己在家裡進行，建議還是到醫院找專業醫生治療比較好。

 貼心小叮嚀

　　預防紅鼻子和黑鼻頭首先應少吃辣椒、芥末、生蔥、生蒜、酒、咖啡等刺激性食物，少吃油膩性食物，如動物油、肥肉、油炸食物、糕點等。多吃些富含維生素B_6、維生素B_2及維生素A的食物和新鮮水果、蔬菜。平時應該儘量多喝水，保持排便通暢。

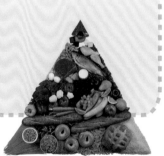

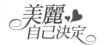

對付鼻唇溝皺紋的按摩法

1. 安撫兩邊側面頰部

搓熱雙掌，輕輕蓋於雙側面頰部，自內而外畫圈，反復八至十次。透過此法，可以促進經脈的氣血運行，滋養臉部。但在按摩時需注意，向上時雙掌要緊貼皮膚，稍用力即可；向下時，力量要輕而浮，以免加重鼻唇溝的形成。

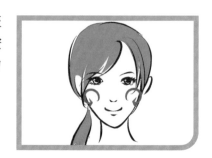

2. 點按承漿穴 —— 翳風穴

先點壓頦唇溝的承漿穴（見第30頁）八至十下，然後向外打小圈，沿下頦至耳下的翳風穴（耳垂後乳突前下方的凹陷處），再點壓八至十次。

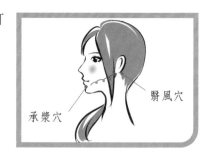

3. 點按地倉穴 —— 下關穴

點壓口角的地倉穴（見第36頁）八至十下，然後向外打小圈，沿顴骨下方至顴弓下的下關穴（耳前一橫指顴弓下凹陷中，張口時隆起處），點壓八至十下。

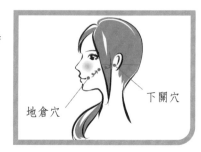

4.點按迎香穴 —— 太陽穴

　　迎香穴位於鼻翼旁凹陷處。此穴可疏風通竅，潤澤肌膚，鼻塞時按此穴有奇效，其美容功效主要是延緩臉部皺紋，尤其是鼻背、鼻周皺紋的出現。點壓鼻翼旁的迎香穴八至十下，然後沿顴骨向外打小圈至目外側的太陽穴（見第32頁），再點壓八至十下。

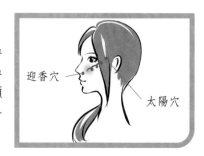

◎ **中醫點評：**以上三條經絡線既是經絡的循行線，又是臉部肌肉的起止點，藉由經絡線的按摩既可以起到疏經活絡、暢通氣血、潤養美容等作用，又可以對抗地球向下的引力，減輕肌肉的鬆弛下垂，預防鼻唇溝的產生。讀書時，我們就驚訝於自己的老師，50多歲的人了，臉上的皮膚緊繃繃的，鼻唇溝一點都不明顯。後來我們幾個女生偷偷地問她有什麼保養的秘訣，她就很開心地告訴我們要經常乾洗臉，並且循經按摩上面三條經絡線。

5.拉抹鼻唇溝

　　搓熱雙手，用兩手的掌心斜向外上45°拉抹，兩手交替進行，反復八至十次。此法逆著鼻唇溝的重力線用力，再加上雙掌的熱量可以很好地滲透進去，既可對抗重力下垂，又可緊實肌肉，讓你輕鬆擺脫鼻唇溝的煩惱。

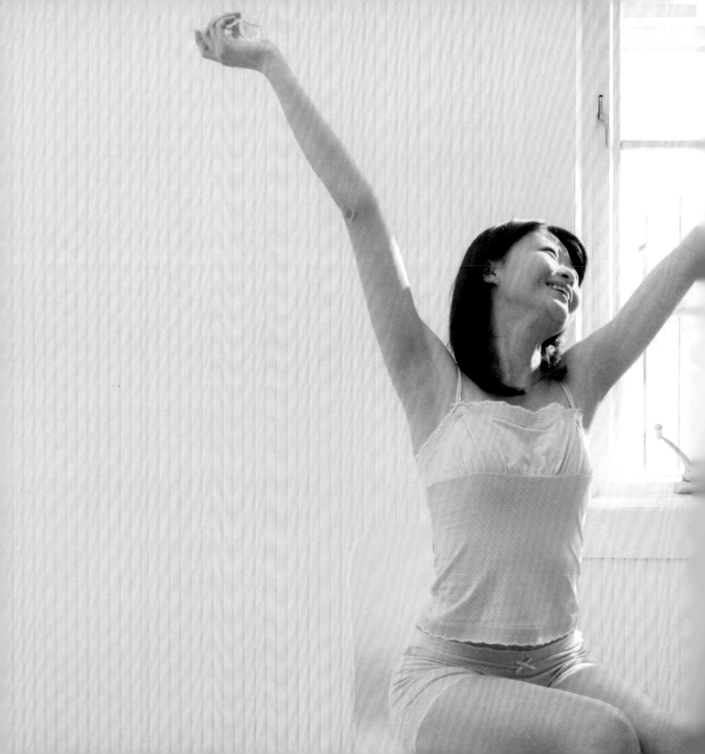

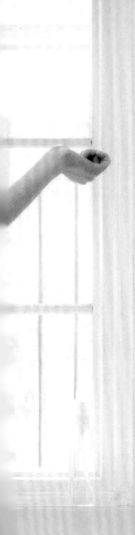

5

不容忽視的
頸部和手臂

不要小覷頸部和手臂，

它們可以為妳的美麗加分很多。

一張完美無瑕的臉配上布滿皺紋的頸部

和鬆弛的手臂，美麗會大打折扣。

聰明的女人不放過任何一個讓自己更加

完美的機會！

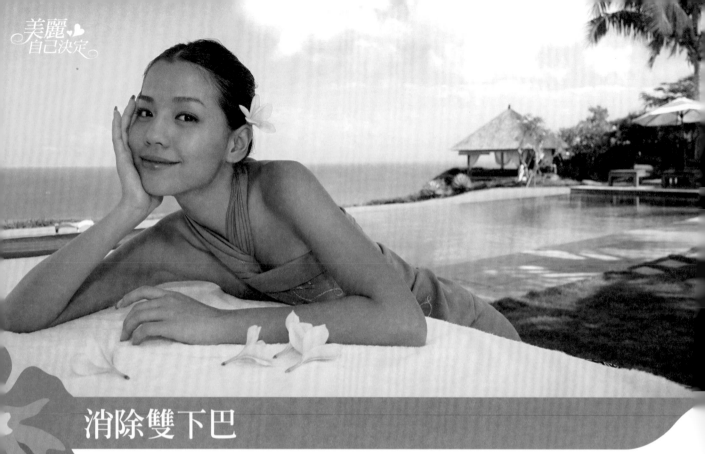

消除雙下巴

　　我們都很喜歡彌勒佛，胖胖圓圓的雙下巴，笑容可掬，慈眉善目，保佑著眾生平安快樂。但是在現實生活中恐怕沒有哪個女人會喜歡自己有著雙下巴。

　　雙下巴使人顯得老態，讓人產生肥胖的聯想。有些對此很在意的人，甚至就連拍照時都不敢笑，怕自己的雙下巴會更加明顯。有人曾經向我諮詢能不能透過美容手術來消除雙下巴。其實，我覺得大可不必僅僅因為雙下巴就動刀，畢竟手術都有一定的風險。有一個安全、簡單、有效的方法推薦給大家，不妨先去試試，那就是按摩。

　　按摩不僅可以促進血液循環，消除下巴多餘脂肪，還可以提升、收緊下巴的皮膚，達到雕塑小下巴的功效，但關鍵在於堅持。很多明星還有著名的美容雜誌也都推薦過按摩消除雙下巴的方法。現在，大家就跟著筆者一起開始吧！

塗抹緊膚霜

每天早晚洗面後，將按摩霜或緊膚霜均勻地塗抹於下巴上，塗抹時要注意從下往上邊抹邊拉。

推下巴消除贅肉

推下巴指的就是推下巴上的贅肉，借助推的動作可以運動下巴上多餘的脂肪，提升下巴皮膚。

推下巴的三步驟：

1. 用雙手的拇指、食指、中指一起將雙下巴上多餘的脂肪慢慢地往下巴方向推壓，如此動作重複1至2分鐘。

2. 將下巴多餘的脂肪用雙手的拇指與食指夾起，沿下頜骨往上推抹，如此重複五至十次。

3. 用雙手手背輪流將下巴上多餘的脂肪慢慢地往上推，重複三十至四十次。

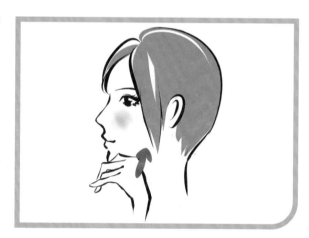

美麗小秘方

消除雙下巴應避免的事項

◎ 每天伏案或對著電腦工作、站立及行走時喜歡耷拉（下垂的樣子，音ㄉㄚ ㄉㄚ˙）腦袋的美眉們注意了，不良的姿勢會讓下巴的肌膚處於緊張狀態，容易疲勞、鬆弛，出現雙下巴。

◎ 經常咀嚼口香糖會使臉部肌肉發達，整體感覺變大，更會增加下巴的負擔，導致下巴鬆弛，出現雙下巴。

◎ 經常吃零食也很容易形成雙下巴。

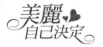

 人迎穴的小故事

根據針灸古書記載：有一位街邊賣藝人，因為外感風寒和長時間叫喊，一覺醒來後突然失聲了，用了很多方法都不見效。後來，有一位名醫就用針刺賣藝人的人迎穴，一日半個時辰，連續三日，他便痊癒，又能到街邊叫賣了。可見，按摩人迎穴不僅可以消除雙下巴，還可以保護我們的嗓子。

 消除雙下巴的特效穴 —— 人迎穴與大迎穴

在下巴附近有兩個重要的穴位 —— 人迎穴與大迎穴。按摩這兩個穴位，有促進下巴血液循環和收緊皮膚的功效。經常按壓，你的雙下巴會慢慢收緊。

◎ **取穴：**

人迎穴：位於前頸喉結外側一橫指的動脈搏動處。

大迎穴：位於嘴角斜下，不到下巴骨頭的凹陷處。

◎ **手法：**用食指、中指或拇指的指腹進行按壓（由於人迎穴位置靠近喉結附近，按壓時力度要比大迎穴略輕些），按壓時如果感到酸麻，則是已經按準了穴位。按壓時要注意，一邊吐氣一邊按壓5秒左右，人迎穴重複十次，大迎穴重複三十次。

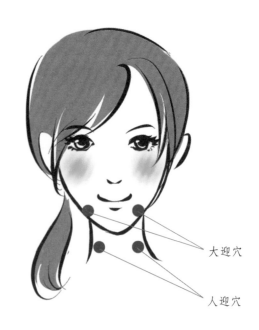

大迎穴

人迎穴

輕拍下巴

按摩結束後，由下往上輕拍下巴，邊拍邊往上拉，以放鬆下巴皮膚。

配合「下巴減肥操」增效

　　按摩後，還可以配合下面這套「下巴減肥操」，效果會更快、更明顯哦：

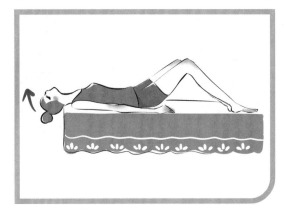

1. 儘量伸長舌頭，這是令雙下巴和頸部之間的皮膚保持緊繃的好方法。如果覺得這個動作不是十分雅觀的話，就試試用舌尖用力頂住下顎的牙肉，持續5至10秒，重複六次。

2. 仰面躺在床上，將頭伸到床沿的外面，然後慢慢地將頭抬起後再落下，如此動作反復進行十至十五次。

3. 肩膀保持不動，只將頸部盡可能地向前伸，並堅持5秒，然後將下巴盡可能地貼近頸部，保持5秒後再放鬆，可多次重複這個動作。

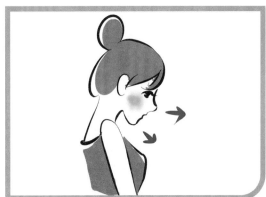

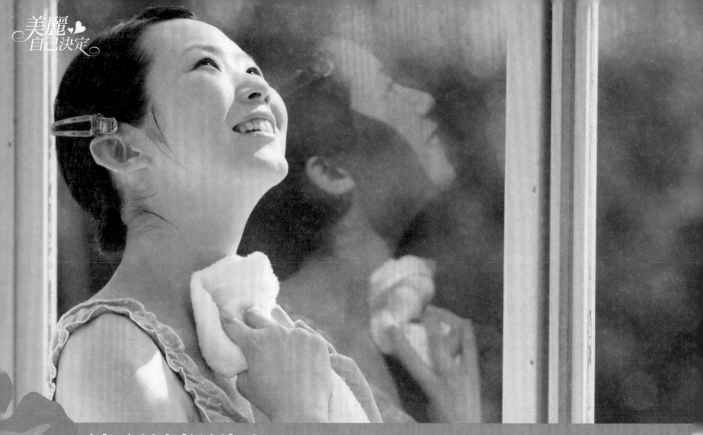

讓頸紋慢點來

　　很多女性朋友們都非常注意臉部皮膚的保養，但卻忽略了頸部。其實，頸部的皮膚比臉上的皮膚更容易產生皺紋。一個不注意頸部保養的女人，即使臉部保養得再好，頸部的皮膚也會洩露她的真實年齡。由此可見，頸部的保養是多麼重要。

　　我的一位朋友每次出門都要借助一條絲巾或穿高領的衣服來遮掩她的頸紋，為此她感到非常苦惱，問我有沒有好辦法可以消除頸紋。我告訴她不妨試著按摩頸部附近的幾個有效穴位。她開始並不相信：「按摩穴位會有那麼神奇的效果嗎？」和她一樣持懷疑態度的人並不少。其實，這些穴位並不是我自己發明的，早在古書裡就有記載：一名婦女因為大怒而突然昏倒，有位老者用按摩天突穴的簡單方法就讓她甦醒過來了⋯⋯這個小故事足以證明天突穴的神奇療效。

下面這套按摩方法不僅可以有效延緩頸紋的出現，而且即使已經有了頸紋的人長期堅持做下去，也能讓頸紋變淺，關鍵是要堅持哦！因為一旦頸紋出現了，就不是那麼容易對付的了，下面就跟我一起來體驗吧！

❀ 塗抹頸霜

每天早晚清潔面頸部後，將頸霜、按摩膏或精油等均勻地塗抹於頸部。如果你手頭沒有這些，家中常用的滋養霜也是可以的。再把頭微微抬起，用兩手手指輪流將頸部的皮膚往上推，如此反復十五至二十次。

❀ 點按預防頸紋出現的天突穴

◎ **取穴**：天突穴位於喉嚨下面，兩鎖骨中間的凹陷處。

◎ **手法**：我們可以用食指或中指點按三至五次。

◎ **中醫點評**：因為這個穴位的位置比較特殊，指壓時喉嚨會有壓迫感，按摩時最好用指腹輕輕按壓即可。

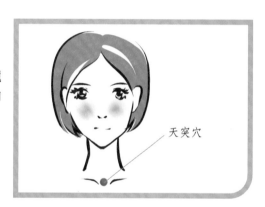

天突穴

潤肺美膚的天突穴

天突穴不僅有預防頸紋的功效，還具有宣肺的功效，可以幫助我們的肺吸進清氣，呼出濁氣。由此可見，經常按摩天突穴，可以保養我們的肺部。中醫認為「肺主皮毛」，意思是說肺與皮膚息息相關，所以按摩天突穴同樣也可以潤肺美膚哦！

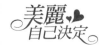

❀ 點按美顏的天容穴

◎ **取穴**：天容穴位於下頜角往下1寸處。

◎ **手法**：用食指或中指點按三至五次，你會發現頸部有向
上拉升的感覺。

◎ **中醫點評**：「天容」，顧名思義就是指上天般的容貌，
儀表非凡。天容穴所在的位置也是我們平常
戴頭盔、戴帽子會碰到的地方，有著扶持頭
部、保護頸部的作用。

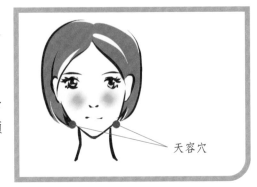

天容穴

❀ 輕輕拍打頸部

　　按摩後，可以用雙手輕輕拍打頸部，促進頸霜、按摩膏的吸收。這個步驟是非常重要的。曾經有報導說，有位70多歲的老婦人就是靠每天輕輕拍打頸部，硬是讓頸紋沒法出現。

🌷 美麗小秘方

預防頸紋應避免的情況

要使頸部皮膚緊實，不出現頸紋，除了按摩之外，應儘量避免以下情況：

◎ 避免走路時含胸駝背，這樣的姿態不僅難看，而且很容易出現頸紋，所以平時一定要抬
頭挺胸。

◎ 避免經常伏案工作，最好每隔1小時就抬起頭，活動一下頸部。

◎ 頸部也要注意防曬，出門時最好也能細心地塗好防曬霜。

◎ 避免過度減肥，減肥過度會使皮膚突然鬆弛下來，很容易出現頸紋。

配合著做一些簡單的頸操

按摩後配合著做一些簡單的頸操，可以提升頸部，防止皮膚下垂，有效預防頸紋：

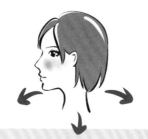

step 1

前、後、左、右交替轉動頭頸，注意向前時要使下巴抵住前胸，向後時要使頭部與地面平行，向左或向右時要儘量拉伸頸部。

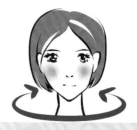

step 2

由左向右打圈式地轉動頸部，再同樣由右向左轉動頸部。

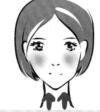

step 3

雙手手心向內，交替從鎖骨處向下巴方向輕拉。

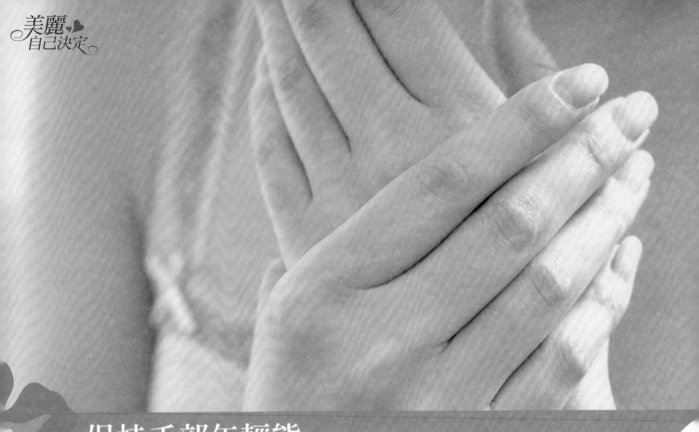

保持手部年輕態

　　所謂「手如柔荑」。一雙柔軟纖細的手是女性美的象徵，也是女性魅力的一部分。手就好比是女性朋友們的「第二張臉」，在平常的工作生活中，一雙美麗的手也會使你在別人心中留下深刻的印象。美國有一位著名的影星就說過這麼一句話：「美是從指尖開始的。」

　　但是，現實生活中很多女性朋友的手都比她們的實際年齡老很多。我周圍很多女性都問過我有沒有什麼好的方法來保養自己的手。當然有嘍，那就是持之以恆地每天按摩我們的手，這是讓我們的手永保青春的秘訣。

　　手是很敏感的部位，而且上面分布著許多穴位。經常按摩刺激手上的穴位，可以促進手掌部位的血液循環，美化手部。下面就讓我們一起透過按摩來讓我們的「第二張臉」也充滿自信和魅力。

按摩前準備

　　用溫水洗淨雙手，擦乾，並均勻地塗上按摩膏或精油。如果你手頭沒有這些，家中常用的滋養霜也是可以的。

 按揉勞宮穴使手部柔軟

◎ **取穴**：當我們握拳時，中指指尖下便是勞宮穴。

◎ **手法**：用一手拇指的指腹按在對側手心的勞宮穴上，先順時針按揉2分鐘，再逆時針按揉2分鐘，然後左右手交替，按揉至出現酸脹感。

◎ **中醫點評**：經常按揉此穴，可以促進手掌部位的血液循環，調節新陳代謝，消除手掌部位多餘的脂肪，使手掌部位的肌肉變得柔軟而富有彈性。

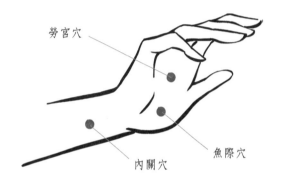

勞宮穴
魚際穴
內關穴

 舒緩緊張情緒的勞宮穴

　　「勞宮」，顧名思義，就是指勞累時休息的宮殿。所以，經常按摩此穴，可以消除緊張感，寧心安神，使人心情愉快。如果我們面試之前或者進考場前非常緊張，手心出汗，腦袋一片空白，透過做深呼吸調整之後還不管用的話，不妨試試點按手上的勞宮穴，可以舒緩緊張的情緒，讓心情放鬆下來，自信從容地面對接下來的任務。

🌸 左右手交替推揉魚際穴

◎ **取穴**：在我們的手掌上，拇指根部突起的一塊肌肉叫大魚際，大魚際的最高點就是魚際穴。

◎ **手法**：平時我們可以用一手拇指的指腹，前後左右各推揉魚際穴2分鐘，然後左右手交替，推揉至出現酸脹感。還可以雙手掌心相對，將兩手的大魚際快速互搓，直至搓到掌側發熱。

◎ **中醫點評**：魚際可以理解為魚腹。我們知道，吃魚時魚腹上的肉是最嫩最鮮美的，而且顏色也很白。故經常按摩此穴也可以調理手部的氣血，美白手部的皮膚，健美我們的雙手，還可以防止和治療手部皮膚的乾燥、皸裂以及手部凍瘡。

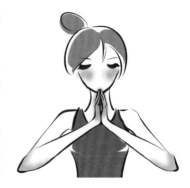

🌸 按揉內關穴美化手部

◎ **取穴**：掌心向上，腕橫紋中點上約三橫指寬處就是內關穴。

◎ **手法**：按揉時前臂半屈，用一手拇指的指腹按在對側內關穴上，先順時針按揉二十至三十次，再逆時針按揉二十至三十次，然後左右手交替，直至出現酸脹感。

◎ **中醫點評**：內關穴是人體非常重要的一個穴位。經常按摩內關穴，除了能美化手部之外，還可以緩解暈車、暈船的症狀，愛旅遊但又會暈車、暈船的美眉們不妨試試。

> **即時保命的內關穴**
>
> 針灸古籍中曾記載過這麼一則小故事：一位婦人暈厥數日，不能進食。大夫以針刺她手上的內關穴後隨即甦醒，三日之後，便行動自如。

🌸 塗上護手霜

按摩結束後輕拍雙手，促進按摩膏或精油的吸收，然後用溫水洗淨雙手，擦乾後塗上護手霜。

配合手操使手指靈活

有興趣的朋友還可以配合做下面這套手操，使手部更加靈活：

step 1

模仿彈鋼琴的動作，把雙手平放在桌面上，輕柔地向下壓，然後依次舉起每一根手指，要儘量舉高。這個動作可以鍛鍊我們的手指，使手指更加敏捷。

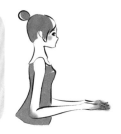

step 2

儘量舒展雙手五指，高舉雙手過頭，並且持續1至2分鐘。這個動作可以防止和減少手部的青筋顯露。

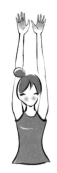

step 3

先雙手用力握拳，然後儘量鬆開，並且伸展雙手的五指，每次做1至2分鐘。經常做這個動作，可以促進手部的血液循環，消除手部肌肉的緊張感，並使手部柔軟。

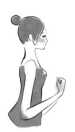

step 4

屈肘，把雙手放在與肘彎相平的高度，儘量放鬆手腕，讓雙手完全放鬆下垂，每次持續1至2分鐘。這個動作可以幫助放鬆手腕，消除手部的僵硬感。

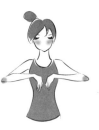

貼心小叮嚀

◎ 多吃一些富含維生素A、維生素E及鋅、碘的食物，如綠色蔬菜、新鮮水果、牛奶、雞蛋、海產品、胡蘿蔔等，可防止皮膚乾燥。

◎ 每次洗手之後都要及時塗上護手霜，保持手部皮膚的水分及養分。

◎ 夏季注意手部皮膚的防曬，冬季則要注意手部皮膚的保暖。

◎ 洗衣服、洗碗、打掃衛生時，一定要戴上手套，儘量少接觸刺激性液體，如洗衣粉、洗潔精等，以減少對手部皮膚的刺激。

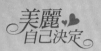

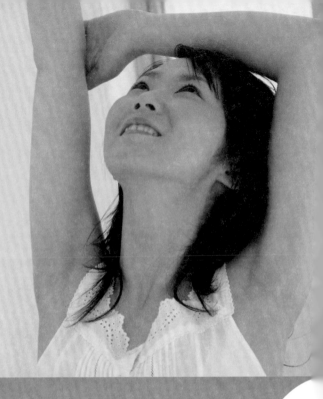

消除蝴蝶袖

　　蝴蝶是一種美麗的昆蟲，可是蝴蝶袖，我想誰也不會認為是美麗的。先解釋一下何謂蝴蝶袖：指手臂內側靠近腋窩下方，經常會有的兩片贅肉，這兩片鬆弛的肌肉我們稱之為「蝴蝶袖」。因為這裡是我們容易忽視的運動死角，久而久之，肌肉鬆弛，脂肪沉澱，日趨嚴重而形成蝴蝶袖。

　　蝴蝶袖的出現會讓我們的身材顯得臃腫，是愛美女性的「天敵」。很多女性都有這樣的體會：一到夏天，看到滿大街年輕女孩穿著漂亮的無袖裝，露出蓮藕般優美的手臂，而自己卻因為手臂上的贅肉，穿不出那麼好看的效果，甚至因此不敢穿無袖的衣服；冬天的時候也有煩惱，因為手臂太粗，不能穿袖子太緊的衣服。她們也試過節食減肥，身上其他部位的贅肉真的減少了，但就是沒法把那兩隻「袖子」給減下去。這可怎麼辦呢？這時我們不妨試試按摩的方法，比如按摩肩部的肩髃穴就有很好的緊實雙臂的效果。

　　要想自由展現我們優美、緊實、富有彈性的雙臂，就讓按摩助我們一臂之力吧！

塗抹按摩膏或緊膚霜

放鬆雙臂，在雙臂上均勻地塗上按摩膏或緊膚霜，可使按摩的效果更好。

按壓曲池穴消除多餘脂肪

在我們的手臂上有一個美容要穴——曲池穴。

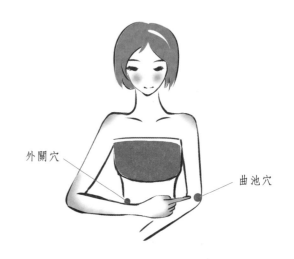

◎ **取穴**：將手臂屈成90°，在手肘的內側有一條橫紋叫做肘橫紋，肘橫紋外側盡頭凹陷處便是曲池穴。

◎ **手法**：按摩時最好取坐位，將手臂半屈成90°左右，用對側拇指指腹稍用力按壓曲池穴1分鐘後輕輕放開，再按揉2分鐘，直至局部出現酸脹感。

◎ **中醫點評**：按摩曲池穴不僅能促進手臂的血液循環，加速手臂多餘脂肪的分解，而且經常按摩，還能治療青春痘、黃褐斑等，使皮膚變白。曲池穴是一個非常好的保健美容穴。

點按外關穴消腫增效

◎ **取穴**：在手臂外側，腕橫紋中點上約三橫指寬處就是外關穴，它與內關穴（手臂內側，腕橫紋中點上約三橫指寬處便是，見第109頁）相對。

◎ **手法**：手臂半屈，將拇指指腹按在對側外關穴上，先順時針按揉1分鐘，再逆時針按揉1分鐘，左右手交替，以局部出現酸脹感並且有向手掌和手指放射性麻木感為佳。

◎ **中醫點評**：按摩外關穴，能促進手臂的新陳代謝，幫助消除手臂的水腫；和內關穴結合起來按摩，效果會更好哦！

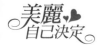

 緊實雙臂的特效穴 —— 肩髃穴

◎ **取穴：**將手臂外展伸直，肩膀最高點突起處稱為肩峰，肩峰至上臂外側下方2寸凹陷處便是肩髃穴。

◎ **手法：**按摩的方法很簡單，就是將食指指腹按在肩髃穴上，按揉三十至五十次。

◎ **中醫點評：**經常按摩肩髃穴，不僅能消除手臂多餘的贅肉，從而改善蝴蝶袖，還可以減輕肩膀由於長期勞損而引起的疼痛。

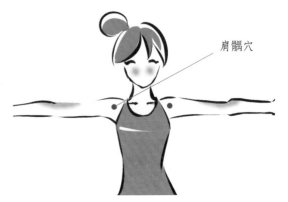

肩髃穴

 放鬆雙臂

按摩後雙臂自然下垂，輕甩雙臂二十至三十下，充分放鬆雙臂。

美麗小秘方

巧妙穿衣告別蝴蝶袖

如果我們短時間內不能成功地消除蝴蝶袖的話，可以用巧妙穿衣的方式來掩飾一下：

◎ 可以選擇燈籠袖或者是雪紡面料的款式。因為燈籠袖的款式不僅漂亮，而且可以掩飾手臂上的贅肉，即使是淺色也不會顯得臃腫。雪紡面料的衣服，不僅穿起來舒服，而且其飄逸的質地能很好地掩飾手臂線條的不足，使手臂看起來纖細很多。

◎ 如果要穿七分袖的衣服，儘量挑選袖口寬一點的款式，或者不要扣扣子。

◎ 不要選擇露肩或者是吊帶的衣服，這樣會讓缺點暴露無遺哦！

配合啞鈴運動增效

啞鈴運動不只方便，經常鍛鍊還可以幫助緊實手臂贅肉，重塑手臂曲線，從而改善蝴蝶袖。有條件的美眉可以買一對啞鈴，按摩後配合啞鈴運動，能使效果加倍。

啞鈴運動如下：

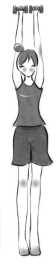

step 1

兩腿站立，雙手握住啞鈴，從胸前舉高至頭頂，停留3至5秒。

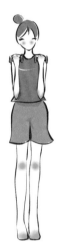

step 2

兩手從頭頂慢慢降落至胸前，停留3至5秒。

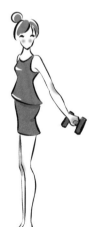

step 3

兩手慢慢從胸前向下，向後舉至極限，注意要儘量地向後，並能充分感覺到上臂後內側（即蝴蝶袖所在位置）的拉伸，停留3至5秒。

step 4

重複以上動作五至十遍。

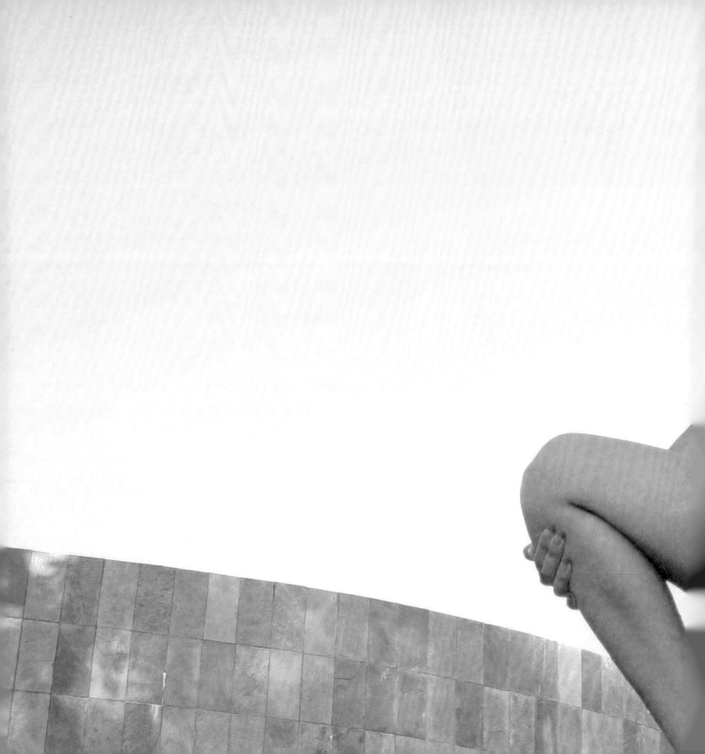

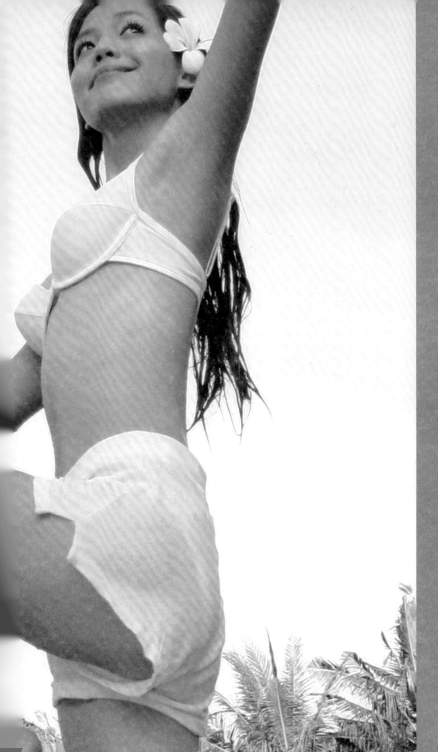

6

全身動員，
美麗爆發

不要厚厚的虎背，

不要討厭的水腫，

不要扁平的胸部，

不要鬆鬆垮垮的水桶腰，

我的美麗自己說了算。

甩掉贅肉，改善曲線，

讓我們的身體變得更輕鬆、更美麗！

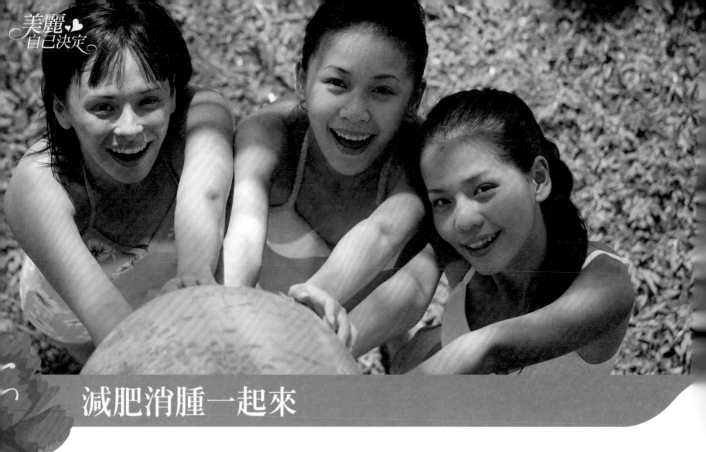

減肥消腫一起來

　　擁有美麗苗條的身材是多少女人夢寐以求的！婀娜的身姿不僅為都市增添一道迷人的風景線，而且還會讓你在各種場合下信心倍增。幾十年的臨床經驗告訴我：肥胖的人大多身體水腫。所以，要想快速減肥，消除水腫是非常重要的，穴位按摩就是讓你輕輕鬆鬆趕跑水腫的妙方。

　　醫書經典故事中曾提到過這樣一個故事：相傳在清朝，一位有錢人家的太太，身材肥胖臃腫，一些下人在背地裡便喊她「肉包子」。她無意中聽見了這個綽號，氣得快要發瘋，於是懲治了那些下人，同時也下定決心要減肥。她找來當地最有名的大夫為她診治。大夫建議她經常按摩豐隆穴，可以迅速達到瘦身的效果。「包子」很聽話，閉門修煉，不與他人相見。一天，下人們正在一起幹活，眼前突然出現一位身材婀娜、氣質非凡、亭亭玉立的窈窕淑女。誰敢相信這女子竟然就是他們的女主人！大家皆呼神奇！

　　下面就讓我們一起來體驗這種神奇的穴位按摩減肥消腫法吧！

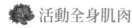

🌸 活動全身肌肉

　　減肥消腫是一個全身範圍的按摩過程，因此在按摩之前，我們必須做好充分的準備。可以適當做全身運動，使身上的肌肉充分活動起來。因為要按摩的穴位分布比較散，所以應注意調整按摩時的姿勢。

🌸 刺激減肥要穴 —— 豐隆穴

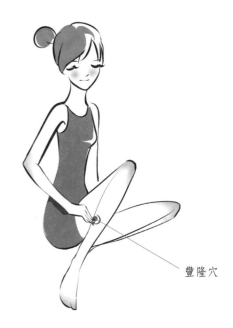

◎ **取穴**：在我們的外側腳踝處有一個突起的高骨，在這塊高骨上8寸處就是豐隆穴。

◎ **手法**：用中指及無名指指腹輕柔打圈，然後逐漸加重力量，深壓豐隆穴至有酸脹感後緩慢放鬆，連續十至二十次。

◎ **中醫點評**：每天點按兩條腿上的豐隆穴半小時左右，減肥效果很顯著。根據我多年的臨床經驗，如果用強刺激或者針刺半小時，效果會更好！

豐隆穴

減肥通便的豐隆穴

　　豐隆穴是足陽明胃經的減肥要穴。此穴既有健脾化痰作用，還有通絡散結功效，不但對於因為脾虛所引起的肥胖效果顯著，而且還能消除青春痘，是一個名副其實的美容減肥穴。

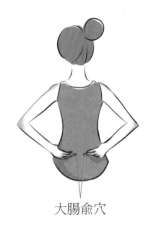

按壓大腸俞穴通便減肥

◎ **取穴**：大腸俞穴，顧名思義就是通腸的要穴，位於腰下3寸，在脊椎旁邊大約1寸半處，屬足太陽膀胱經經穴。

◎ **手法**：拇指向前，兩手叉腰，以中指按住兩側的大腸俞穴，稍用力按壓，然後按揉，連續十至二十次。

◎ **中醫點評**：減肥消腫就是要減少攝入，消耗或多排出體內物質。經常按壓這個穴位，可以加強大腸蠕動，通利大便，排除體內糟粕，使人輕鬆瘦身。

大腸俞穴

貼心小叮嚀

　　要提醒大家注意的是，大腸內的糞便如果沒有及時排出，會使體內的毒素增加，體重也會持續上升！要堅持按壓此穴，然後輕輕揉捏腰部贅肉，相信不久後驚喜就屬於你！

按壓曲池穴排毒養顏

　　曲池穴也有很好的通利大便的作用，對於肥胖且便秘者最為適合。

◎ **取穴**：將胳膊彎成直角，在肘橫紋外側的終點處就是曲池穴。

◎ **手法**：此穴位於胳膊之處，按壓起來很方便，在空閒之餘，用對側的食指或中指點按3至5分鐘，然後換另一隻手臂。堅持下去，胳膊上的贅肉能夠變得緊實。

◎ **中醫點評**：經常按摩曲池穴還能夠增加臉部的美白程度，使你容光煥發，一舉兩得。

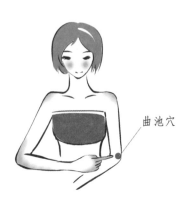

曲池穴

放鬆拍打

　　按摩後，要注意放鬆。對於豐隆穴，可以輕輕拍打，使其周圍肌肉得到有效的放鬆；對於曲池穴，按摩後，可以以肘關節為主，輕甩小臂放鬆。

美麗小秘方

判斷水腫體質小竅門

　　有以下表現，你就要好好想一想自己是不是屬於水腫體質的人了：

◎ 容易水腫的人較懶惰，幾乎沒有肌肉；臉色也不好，在暖暖的春天和涼爽的秋天，此類人的手是涼的。

◎ 此類人性格比較細膩、善良，做事優柔寡斷、決斷力差、愛生氣。

◎ 此類人愛喝粥和果汁，不愛吃飯和水果。

貼心小叮嚀

◎ 多食富含膳食纖維的食物。蔬菜水果有助於美容，可以讓妳的皮膚充滿光澤。桑果也是好處多多，在利尿、消炎、消腫方面都很有效。根莖類植物如南瓜等，對消腫也很有效。

◎ 養成規律性的排泄習慣。要知道，細胞裡多餘的水分有5,000克之多，所以美眉們千萬不要忽視這一點。

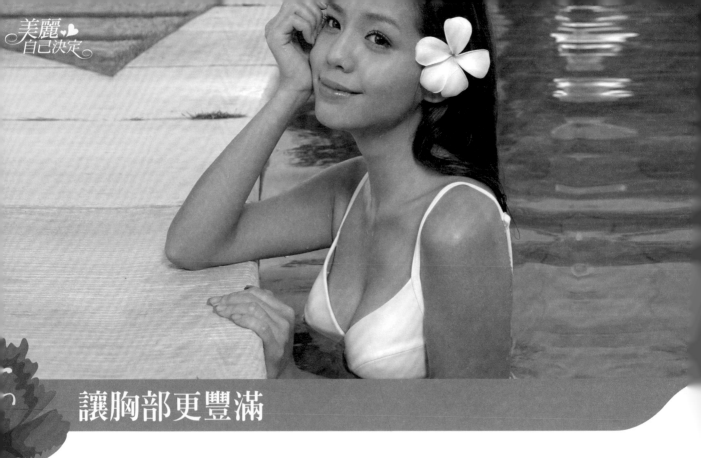

讓胸部更豐滿

　　做女人「挺」好，這句廣告詞曾使多少女性動心。作為女性，每個人都想擁有令人羨慕的胸部曲線。但是由於種種原因，部分女性常為此事煩惱，這是我在門診時，常常會碰到的很私密的諮詢。年輕女孩問得最多的是：「我的胸部不夠豐滿，有什麼辦法變豐滿嗎？」；剛生過孩子的女人最關心的是，自己的乳房還能不能像過去一樣豐滿挺拔；上了點年紀的女人的想法則比較複雜，有些是覺得自己的胸線下垂了，乳房也不那麼豐滿了；有些甚至懷疑自己的丈夫因此而不喜歡自己，希望醫生能幫她喚回自信……

　　在過去，乳房的功能非常單純，就是哺育下一代，隨著社會的變遷，它的附加功能卻越來越多，於是出現了各種豐胸產品，廣告也吹得神乎其神。我的建議是健康比什麼都重要，那些豐胸產品大多含有激素類物質，長期服用有害無益。我推薦給各位愛美女性的豐胸法寶就是一套穴位按摩操，我的病人長期使用後都獲得了很好的效果。

豐胸的熱身前奏

在進行按摩前，我們首先以乳頭為中心做一個「十」字分區，將乳房分為內上、外上、內下、外下四個部分，然後進行一些簡單的小運動，為乳房按摩做熱身。

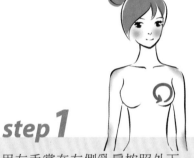

step 1

用右手掌在左側乳房按照外下、外上、內上、內下的順序，均勻柔和地推揉乳房底部，再用右手從基底至乳頭拿捏整個乳房，連續做十至二十次後，再換左手按摩右側乳房十至二十次。

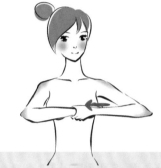

step 2

用左手握住右手手腕，右手五指將左腋下的組織推按至左側乳房，返回時要用拇指的指面將乳房組織向左推按，緩慢而有力，重複十至二十次後，換成左手按摩右側乳房十至二十次。

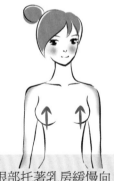

step 3

用雙手從乳房根部托著乳房緩慢向上推按，持續十至二十次。

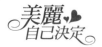

🌸 按摩豐胸特效穴

保健按摩是有效的豐胸方法，只要找準穴位，就可達到事半功倍的效果。常用的穴位有以下幾個：

◎ **取穴：**

乳根穴：乳，指的是穴位的位置；根，意指本穴為乳房發育豐滿的根本。乳根穴對乳房上部的組織有承托的作用。其位置在乳房圓盤的下緣，乳頭下4寸處。經常按摩乳根穴有健胸、通暢乳腺的功能。

膻中穴：在人體前面的正中線與兩乳頭連線的交點上。

期門穴：位於乳下第6肋間。期門穴的名字出自張仲景的《傷寒雜病論》。期，是指期望。這個穴位是肝經最上面的一個穴位，因此處於氣血空虛的狀態。又因為其位置的原因，無法得到氣血，所以只能等待，故名為期門。按摩此穴可以豐胸，使乳房堅挺。

◎ **手法：**先用中指和無名指指腹分別緩慢地按順時針按揉這三個穴位，每個穴位按揉十次；然後逐漸加大力度按壓至出現酸脹感，輕緩抬起手指，每穴再按十次。

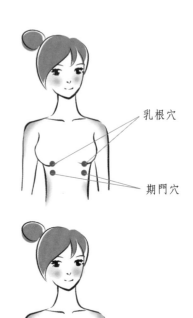

乳根穴

期門穴

膻中穴

舒緩情緒又增胸的膻中穴

膻中穴是人體任脈上的一個重要穴位，它的意思是指任脈上的熱氣在此被吸收。按摩此穴可以有效地增大胸部，並且具有舒緩情緒、止咳化痰的作用。

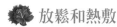 放鬆和熱敷

　　按摩後平躺10分鐘，做深呼吸，使胸部放鬆。按摩結束後，用熱毛巾敷兩側的乳房3至5分鐘，微握手掌輕拍乳房，從左到右，拍二十次左右。

　　按上述方法每天按摩一至二次，長期堅持下去，你會驚奇地發現自己的胸圍真的大了不少呢！

貼心小叮嚀

◎ 經常運動，尤其是注意鍛鍊胸部肌肉，使胸大肌發達，從而促進乳房豐滿。

◎ 平時注意站立與行走姿勢，保持挺胸收腹。

◎ 游泳運動也特別有助於雙乳健美。

美麗小秘方

豐胸小食品

　　配合按摩與鍛鍊，我推薦幾種豐胸小食品，在臨床應用中得到過很多女士的好評，愛漂亮的你不妨也來試一下：

◎ 酒釀蛋：將酒釀加入煮好的蛋中，再加入一點糖。月經來前早晚吃一碗。

◎ 木瓜牛奶：木瓜、牛奶有助於胸部發育。木瓜加牛奶，豐胸效果更佳。青木瓜、地瓜葉，以及各種萵苣也是效果不錯的豐胸食品。

◎ 種子、堅果類食物：如黃豆、甜杏仁、核桃、芝麻等都是很好的豐胸食品；另外，玉米更被營養專家肯定為最佳豐胸食品。

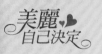

打造緊緻的腰腹部

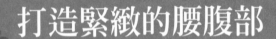

　　隨著生活水準的提高，人們的腹部也隨之增大；加上工作節奏加快，平時不注意鍛鍊，稍不注意，腹部就會挺起，向著米其林輪胎方向發展。

　　記得在一個週日的上午，我早早趕到醫院，發現有位漂亮姑娘在診室外等候。她說她是空姐，每天在天上飛來飛去，飲食非常不規律，腹部堆積了較多贅肉。空姐代表著國家的形象，身材走樣是不允許的，於是她趁著休息天趕快來就醫。我建議她每晚在睡覺前按摩幾個穴位，然後再配合飲食治療。過了一個多月，她打來電話說真的很感謝我的叮嚀，讓她腹部的贅肉減去了很多，身材比以前更好，人也更自信了。

　　愛美的人都希望自己有個平坦而令人羨慕的小腹，其實想要做到並不難。下面就是我推薦給空姐的這套簡單按摩法：經常按摩帶脈穴、腹結穴、中脘穴，可以有效減少腹部贅肉，使自己的曲線更符合美的標準。

按摩前的準備

在按摩前，要做好準備工作，這樣才能達到事半功倍的效果。首先將身體平躺，用左手握住自己的右手放在腰腹部，順時針方向緩慢地按揉腹部和腰周部位，需10分鐘左右，讓肌肉保持放鬆的狀態。按摩最好在飯後2小時左右再進行，過飽或者空腹狀態都達不到好的效果。

按壓帶脈穴收腹瘦腰

◎ **取穴**：帶脈，顧名思義就是帶狀的。帶脈位於腹部側面的最後一根肋骨下端，與肚臍同等高度，環腰一周，相當於人身上的腰帶。帶脈穴位於腋部中點下垂線至腰部的交叉線上。

◎ **手法**：用拇指對帶脈穴進行較深、較重的按壓，直到有酸脹的感覺，稍停留10秒，緩慢抬起，重複十次。

◎ **中醫點評**：持之以恆，經常按摩這條神奇的帶子，會讓你感覺腰腹部的贅肉在明顯減少哦！

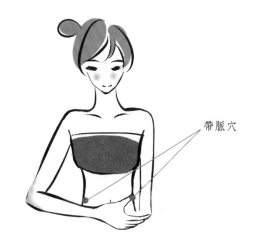

帶脈穴

收腹瘦腰的帶脈穴

帶脈穴位於人體帶脈所經過的位置，可以治療婦女經帶疾患，脈穴同名，因此稱之為帶脈穴。按摩帶脈穴不僅能收腹瘦腰，而且還能通調氣血、溫補肝腎；對於一些常見的婦科疾病也有較好的治療效果。

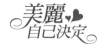

🌸 深按腹結穴減肥消脂

◎ **取穴**：腹結穴位於乳頭直下，低於肚臍約兩橫指處的交界點上，左右兩邊各有一個。

◎ **手法**：左手握住右手加力，用右手中指和無名指深按兩側的腹結穴，有酸脹感後緩慢抬起，連續十次，然後做上下小幅快速（每分鐘超過六十次）的振動。每天一至二遍。

◎ **中醫點評**：經常深按此穴可以消除水腫，幫你把腹部的多餘脂肪趕跑哦！這種方法對於減肥、降糖、通便、降血壓效果都很顯著。

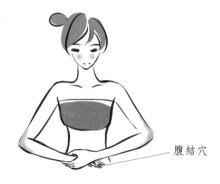

腹結穴

🌸 深按中脘穴控制食欲

◎ **取穴**：中脘穴在肚臍上4寸。

◎ **手法**：用拇指指腹深按中脘穴至胃脘有飽脹感，然後緩慢放鬆，連續按壓十次左右。

◎ **中醫點評**：中脘穴是人體重要穴位之一，有很好的抑制食欲的功效，不僅能有減肥收腹的作用，對於治療腸胃疾病、促進消化也有很好的效果。經常按壓中脘穴，不僅能收腹，還能有效地保護我們的胃腸。

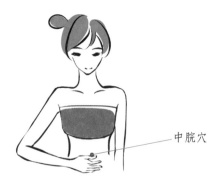

中脘穴

♥ 貼心小叮嚀

　　中脘穴相當於我們的胃所在的部位，在按壓時應當用力適度，「按而留之」，要用柔力，不要用蠻力。

按摩後適度放鬆

在按摩後，不要迅速起身，花5至10分鐘時間對以上幾個穴位及其周圍的肌肉進行輕揉輕拍，做按摩後的適度放鬆。

要提醒姐妹們的是，按摩後避免進行劇烈運動。

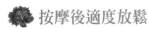

美麗小秘方

收腹小竅門

想要擁有平坦的小腹，自然也離不開生活中的調養。下面幾項是我特別推崇的哦：

◎ 每天喝1,500至2,000毫升的純水（不能添加其他調味品，湯、飲料、水果中的水分都不算在內），而且要喝和體溫差不多的溫水，才能最有效地收腹。

◎ 常吃有益健康並有助收腹的食物，少吃沙拉油且不食回鍋油，但亞麻酸油和魚油可以多補充。雞蛋、杏仁、大豆富含大量的營養物質，可以多吃。

◎ 養成按時進食的習慣，用餐時要細嚼慢嚥，不要吃得太多、太飽，切忌邊做事、邊吃東西。

◎ 養成良好的排便習慣。便秘的時候可多吃富含膳食纖維的食物，青菜、蘋果是公認的富含膳食纖維的好食物。

◎ 飯後陪家人一起散步，在交流感情的同時，不僅能促進消化，還能避免脂肪在小腹囤積，真是一舉多得。

◎ 積極地多做一些有氧運動！仰臥起坐、游泳、慢跑等運動都可以去體驗。呼啦圈更能有效地帶動腹部肌肉群的運動，進而使肌肉達到緊實的效果。

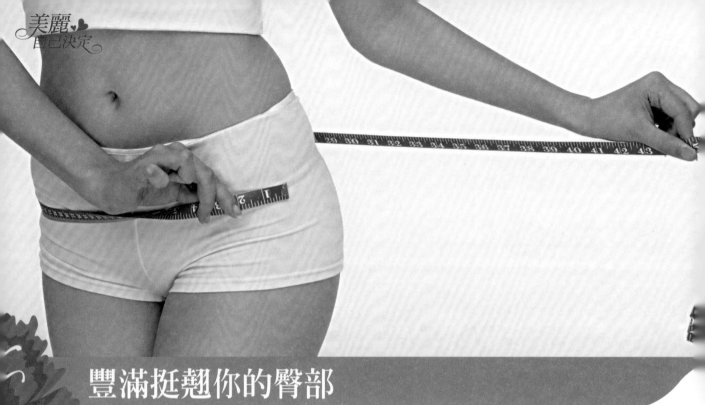

豐滿挺翹你的臀部

　　豐滿、緊緻、微翹的臀部是美麗身材不可或缺的，同時更會彰顯出你腰部的纖細，也會為你的腿部增加明顯的修長效果。臀部若鬆垮無彈性，那麼腰部以下則會美感盡失，下半身比例會有一種失去平衡的視覺感。

　　朝九晚五的上班族，因為長時間坐辦公室不常運動，脂肪漸漸堆積，容易造成臀部下垂。我有個朋友就是由於長期坐在電腦旁工作，時間一長，臀部變得鬆鬆垮垮的。以前被稱為「班花」的她，現在身材徹底走了樣。那天她問我怎樣才可以擺脫臀部扁平的苦惱。我建議她每天堅持做緊臀操，同時按摩刺激臀部的幾個特效穴。後來我接到她激動的電話，說是感覺很有效果！同時，她也很納悶幾個小小的穴位怎麼就有這麼大的作用！

　　我要鄭重聲明一下哦！只是按摩特定的穴位，就能達到美臀的效果。這種方法既簡單，又快捷方便，已經受到越來越多人的歡迎。

👄 臀部放鬆

按摩前，身體平趴在床上。如果是在辦公室的話，可以在中午休息時趴在辦公桌邊，使臀部放鬆。

條件允許的話，可以對臀部肌肉用毛巾熱敷3分鐘，促進臀部血液循環和經絡暢通，使後面的按摩效果加倍。

👄 按摩美臀特效穴

在我們的臀部有兩個非常有效的美臀穴——承扶穴和環跳穴。

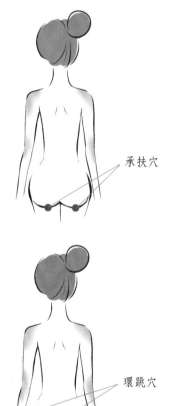

◎ **取穴：**

承扶穴：位於兩臀部下緣的中點位置，屬於足太陽膀胱經經穴，具有通經活絡的作用。按摩刺激此穴，可使臀大肌收縮緊緻。

環跳穴：位於兩側臀部的外上方凹陷處，屬於足少陽膽經經穴。經常刺激按摩此穴，可以通經活絡、暢通氣血，使臀部營養充足、肌肉豐滿。這個穴位針對大而扁的臀部特別有效。

◎ **手法：**由於這兩個穴位位於人體背面，所以可能需要別人來協助指壓按摩。你可以請你的親密愛人來幫助你，還可以增進雙方的感情呢！按摩時要用拇指緩緩地深壓，至感到酸脹後停留3秒，再緩慢放鬆，每一個穴位重複八次左右。

◎ **中醫點評：**承扶穴和環跳穴各有兩個，左右兩邊的穴位都要按摩到。

承扶穴

環跳穴

抬高臀部的承扶穴

我們平時用適當力度指壓承扶穴5分鐘後，馬上就會有輕微抬高臀部的感覺。此穴還可治療痔瘡、坐骨神經痛、便秘等疾病。

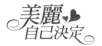

🌺 適度拍打臀部

按摩結束後，將手掌微凹握成半球狀，用適當的力度拍打臀部三遍，這樣可以增強豐臀的效果。
切記，按摩結束後不可以立即長時間地坐而不動，否則會前功盡棄。

🌼 國際時尚界公認的四大美臀標準

◎ 臀部必須緊實渾圓，而且走路時不可晃動得太厲害。

◎ 整個臀部的大小一定要均衡，而且必須與身體比例匹配。

◎ 前凸後翹，是評定美臀的重要條件。在走路和轉身時，臀部要有一點兒往上翹。

◎ 皮膚白皙、細膩、有光澤、彈性好。脂肪絕不能少，且要恰如其分。

♥ 貼心小叮嚀

要特別提醒的是，由於這兩個穴位處於肌肉豐厚處，特別是臀部肥胖的人，在指壓的時候力度要大些，必須達到酸、麻、脹、痛、熱的感覺，才會獲得最佳效果。

配合美臀操增效

將雙手交叉高高舉起，手心向上，全身直立繃緊。將腳尖踮起，緊繃雙腿及臀部，然後腳掌放平放鬆，連續做一百次。

每天早晨起床後利用5分鐘的時間做此操，也可以在工作間隙做。我自己已連續堅持做了八年，不但臀部結實，而且小腿的肌肉曲線也很優美，還不容易得痔瘡呢！你也可以試試看。

美麗小秘方

美臀食物

◎ 玉米油、橄欖油與葵花子油等植物性油類均含有大量不飽和脂肪酸，能讓你兼顧美麗與健康。

◎ 多吃魚。魚類不僅熱量比肉類低，而且蛋白質、礦物質、維生素等含量更豐富。

◎ 多飲水。建議每天喝純水1,000至2,000毫升。

◎ 南瓜、甘薯等富含膳食纖維，不僅能促進胃腸蠕動，還能幫助創造纖瘦且健美的下半身。

◎ 豆腐是防止臀部下垂的最佳食品。

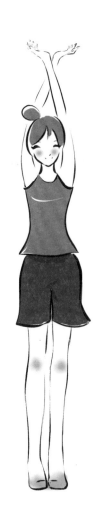

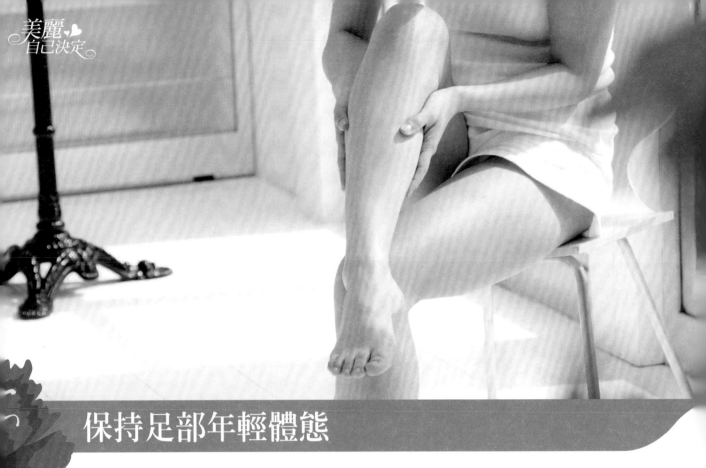

美麗
自己決定

保持足部年輕體態

　　一個足蹬露趾高跟鞋，有著性感雙腿和纖纖玉足的女人在街道中漫步，是多麼賞心悅目的畫面呀！但是大多數女人注重臉部的保養遠大於足部的保養。很難想像一個面容姣好的女人卻露出蒼老、青筋畢露的雙足……一雙白皙嬌嫩的靚足加上一雙時尚的涼鞋，是多少美女的奢望啊！然而，要想擁有美麗迷人的雙足，可得靠平時的保養。

　　最好的足部保養就是穴位按摩。凡是去專業足浴店和按摩房體驗過的人都知道，那些經過專業培訓的按摩師為我們按摩足部時，自己足部的某個部位會特別酸痛，這些酸痛的部位就是穴位，有經驗的按摩師還會告訴你身體的哪個部位出了問題。我們不可能天天到足浴店和按摩房體驗，卻可以自己在家裡操作，但關鍵是要持之以恆哦！只要利用每天晚上洗腳的工夫細心呵護一下自己的腳丫，你會發現不僅雙足變美了，臉上的氣色也會好很多呢，這就是穴位按摩的魅力！

清潔雙足

清潔工作是美足的前提。腳部是角質層堆積之處。按摩前用溫水泡腳15分鐘，再用雙手按摩推揉足部3分鐘，這樣不僅可以促進足部血液循環，還能使角質層慢慢軟化，從而去掉死皮。接著在床上坐好，腿部放平，使腿處於放鬆狀態，用手掌輕拍小腿兩側肌肉，堅持3分鐘，爲穴位按摩做好充分準備。

按摩美足穴

我們的足部有豐富的穴位，按摩足部可以幫助刺激穴位，使疲勞一天的雙足徹底放鬆，而且有些穴位還能保健強身呢。

使足部年輕的太溪穴

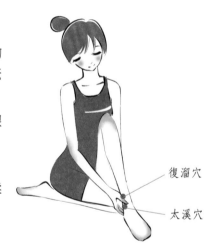

復溜穴

太溪穴

太溪穴屬於足少陰腎經經穴。經常按摩它不僅可以改善足部的血液循環，充分滋養足部皮膚，使足部顯得精神飽滿，不再有蒼老的褶皺感，而且還可以益腎補脾、強健腿骨，使得足部活動靈巧。

◎ **取穴**：太溪穴在足內側，內踝（即內側的腳踝高骨）與腳後跟跟腱之間的凹陷處。

◎ **手法**：將四個手指放在外踝骨上，用拇指先輕揉太溪穴十次，然後深按下去，直到有酸脹感後緩緩放鬆，連續按揉二十次。

消除腿腳脹痛的復溜穴

按壓此穴可通經活絡，消除腿腳脹痛，使腳部的疲勞酸脹感得到有效緩解。復溜穴也屬腎經經穴，有補腎及利水的作用。

◎ **取穴**：復溜穴在小腿內側，跟腱的前方，太溪穴上1寸。

◎ **手法**：用雙手拇指按壓此穴，次數要稍多些，力道也要大一些，達到二十次以上才可以收到效果！

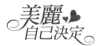

消除腳部水腫的陰陵泉穴

　　經常按壓陰陵泉穴可排除體內多餘的水分，消除腳部水腫，是美化足部最好的辦法。我建議愛美的你可以多點按此穴，擁有美麗的足部將不再是你的奢望。

◎ **取穴：**在我們的小腿內側膝蓋下方，可以摸到一個骨頭，陰陵泉穴就在這個骨頭下面的凹陷處。

◎ **手法：**按摩時拇指稍用力按壓此穴約十次，有酸脹感就說明你按對了。

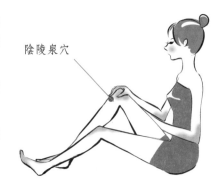

陰陵泉穴

迅速緩解足部勞累的湧泉穴

　　湧泉穴是我們相對比較熟悉的一個重要穴位，對我們的養生保健有很好的效果。走路逛街時間過長，難免會感覺足部僵硬疲勞，這時就可以按摩一下足底的湧泉穴，對緩解足部勞累有很好的作用。

◎ **取穴：**足底中間的凹陷處。

◎ **手法：**按摩時將食指勾起，用突出的指關節頂住湧泉穴，向下按壓，漸漸加力，至足部有熱感為佳，然後緩緩放鬆，連續二十次。

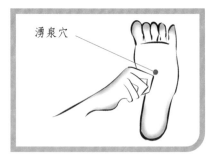

湧泉穴

安神助眠的湧泉穴

　　俗話說「若要老人安，湧泉常溫暖」，也就是說經常按摩刺激位於足底的湧泉穴不僅可以通經活絡，緩解足部疲勞，而且具有強身健體、預防衰老的作用。經常失眠的人晚上臨睡前用燈照湧泉穴，會有很好的安神助眠作用呢！

足部放鬆

在做完足部按摩後，用雙手掌心在足的兩側來回輕推二十次，使足部完全放鬆。注意，在按摩後一定要多喝水，以利體內毒素的排出。

貼心小叮嚀

◎ 不要長時間穿高跟鞋，特別是鞋跟高於6釐米的高跟鞋。

◎ 平時要注意足部保暖，尤其在寒冷的冬季，足部很容易受到無情嚴寒的傷害。要穿舒適的鞋襪，不宜穿過緊、過尖的鞋子。

◎ 腳汗、真菌在腳部很愛作怪，灰指甲絕對是美足的大敵，我們可以利用一些治療真菌的藥物來對付它。

◎ 夏天容易出腳汗，清涼的爽腳粉、足部噴霧、止汗噴霧等都是不錯的選擇。

◎ 每晚用熱水泡腳，是一種養生的好方法。

滋潤保養

這個步驟可以在按摩前進行，也可以在按摩後進行。選用滋潤感強的護足霜或營養霜，借助按摩的力道，可以使營養霜更充分地吸收。若是定期做個足膜，那麼效果會更加明顯哦！

美麗小秘方

美足小妙方

先將雙腳清洗乾淨，然後用一些含磨砂作用的按摩膏輕輕給雙腳按摩，待完成腳部磨砂及按摩後，用保鮮膜裹住雙腳，10分鐘即可。揭開保鮮膜後你會發現，一雙白嫩的靚足立刻展現在眼前。

美麗自己決定

主　　編：張理梅
出　　版：葉子出版股份有限公司
發 行 人：馬琦涵
總 編 輯：閻富萍
企劃主編：范湘渝
專案業務：高明偉

地　　址：臺北縣深坑鄉北深路三段 260 號 8 樓
電　　話：886-2-8662-6826
傳　　真：886-2-2664-7633
服務信箱：service@ycrc.com.tw
網　　址：www.ycrc.com.tw
印　　刷：鼎易印刷事業股份有限公司
ＩＳＢＮ：978-986-6156-02-1
初版一刷：2010 年 12 月
新 台 幣：199 元

總 經 銷：揚智文化事業股份有限公司
地　　址：臺北縣深坑鄉北深路三段 260 號 8 樓
電　　話：886-2-8662-6826
傳　　真：886-2-2664-7633

本書由浙江科學技術出版社授權在臺發行中文繁體字版，中文簡體字版
書名為《美的按摩密碼》（2010）

國家圖書館出版品預行編目資料

美麗自己決定 / 張理梅主編. -- 初版. -- 臺北
縣深坑鄉：葉子, 2010.12
　　面；　公分. --

ISBN　978-986-6156-02-1（平裝）

1.經絡療法　2.經穴　3.婦女健康　4.美容

413.915　　　　　　　　　　99022186